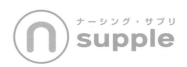

JN001405

改訂2版

イメージできる

生化学・栄養学

ⓝsupple 編集委員会 編

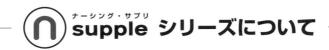

supple シリーズについて

ナーシング・サプリ

　「ナーシング・サプリ」シリーズは，看護学生のみなさんにとって必須となる，看護学の基礎知識について，わかりやすくまとめた学習参考書・問題集です.

　授業で学ぶ内容をしっかりとフォローし，実習で役立つ知識も盛り込んでいます. 問題を解いたり，ノート代わりに書き込んだり，さまざまに活用することができます. 本書を積極的に役立てていただき，あなただけのオリジナルの学習参考書・問題集を完成させてください.
　きっと看護学を学ぶ楽しさが実感できます！

■本書の特徴

●本書『改訂2版 イメージできる 生化学・栄養学』は，図表を豊富に掲載しているので，しっかりとしたイメージを抱きながら，学習を進めることができます.

●これだけは必ず学ぶべき知識について，繰り返し問題を解くことで身に付けられるようにできており，看護師国家試験に向けて基礎学力を養うことができます.

●いち早く，「日本人の食事摂取基準（2020年版）」に準じてデータを更新しました. そのほかのガイドラインも，最新版の表記で統一しています.

●問題の解答・解説は取り外せる別冊挟み込み. 答え合わせも簡単です.

※本書の記述は，ナーシング・グラフィカ『人体の構造と機能②臨床生化学
　（宮澤恵二編. 第5版. メディカ出版，2020），ナーシング・グラフィカ
　「疾病の成り立ち④臨床栄養学」（關戸啓子編. 第5版. メディカ出版，
　2020）を参考にしています.

はじめに

　人間は食事（食品）や飲み物で栄養補給し，消化器で消化・吸収・代謝を行い，活動するエネルギーを産生し，潤滑油となるビタミンやミネラル，食物繊維で身体の調子を整えます．人体は，いわば，食事（食品）や飲み物を活用して，エネルギーやさまざまな栄養素を産生・活用する精密な化学処理工場といえます．保健や医療・福祉の現場で，看護師として健康管理に従事するためには，臨床的な生化学・栄養学を理解する必要があります．

　近年，臨床の現場では栄養管理が重視され，栄養サポートチーム（NST）を中心に，褥瘡管理，生活指導の一環としての栄養サポートなどが行われています．栄養管理に関して，基礎から応用および活用までの，幅広い知識と理解が必要となります．

　また，医師，看護師，薬剤師，管理栄養士など，多職種協働で栄養管理を実践するためにも，科学的根拠に基づいた栄養に関する知識が，共通認識として必要です．

　本書では，栄養管理にかかわる基礎から，応用および活用までの内容について確認します．

　1・2章で基礎を理解し，3〜5章ではその応用となる代謝や遺伝情報について，さらに，理解した知識を看護師として臨床の現場で活用するために，6章で栄養ケア・マネジメントを学びます．

　一貫した臨床生化学・臨床栄養学に関する知識をもとに，個々の患者さんに応じた寄り添ったチームケアを実践できる看護師を，目指していただくことを望んでおります．

編者　赤尾　正

イメージできる　生化学・栄養学

CONTENTS

●●● 編者・執筆者一覧 ●●●

■編　者

赤尾　　正　　　あかお　ただし　　　大阪樟蔭女子大学健康栄養学部准教授

■執筆者（掲載順）

南川　美紀　　　みなみがわ　みき　　　看護師，助産師，管理栄養師／元 松下看護専門学校教務部専任教員
●1・2章

前川みどり　　　まえかわ　みどり　　　大手前大学健康栄養学部教授　●3・4・5章

赤尾　　正　　　あかお　ただし　　　大阪樟蔭女子大学健康栄養学部准教授　●6章1〜3・6〜8

塩谷亜希子　　　しおたに　あきこ　　　大手前大学健康栄養学部講師　●6章1・2・4〜6・8

本書の使い方

- 本書は，**要点整理**を中心に，必要に応じて**トレーニング・実力アップ**へとステップ・バイ・ステップで学習する方式をとっています．重要度の高い項目は，要点整理とトレーニング，さらに重要度の高い項目は，要点整理，トレーニングと実力アップで構成されています．

- 要点整理にチャレンジする前に「**ワンポイントチェック！**」を読み，これから勉強する項目について確認してください．

- 各問題にチェックボックスをつけています．何回この問題にチャレンジしたか，メモとして使ってください．繰り返し問題を解き，知識を定着させていきましょう．

基本知識
ワンポイントチェック！

基本的な内容の確認です．必要な知識が習得できているか，振り返ってください．

◆ 要点整理 ◆

穴埋め問題で構成されています．基本的な知識について書かれた文章の途中に〔　〕があります．選択肢の中から最も適切な言葉を選び，文章を完成させて基礎学力を身に付けましょう．

◆ トレーニング ◆

○×問題で構成されています．文章の内容が正しいかどうかを判断していくことで，正確な知識を身に付けているかどうか，確認しましょう．

◆ 実力アップ ◆

看護師国家試験と同じく，四つもしくは五つの選択肢の中から適切なものを選ぶ問題です．実際に出題された問題をベースに作られています．実戦さながらの問題にチャレンジして，実力アップを目指しましょう．

- 『日本人の食事摂取基準（2020 年版，抜粋）』など資料のページを設け，生化学・栄養学について，より知識を深めることができるようにしました．

1章

生化学と栄養学の基礎知識

1　代謝とは

ワンポイントチェック！

　代謝とは，生体内でエネルギーをつくり出したり，さらにそのエネルギーを利用して必要な生体成分を合成するはたらきである．

図1.1-1 ●エネルギーと生命活動

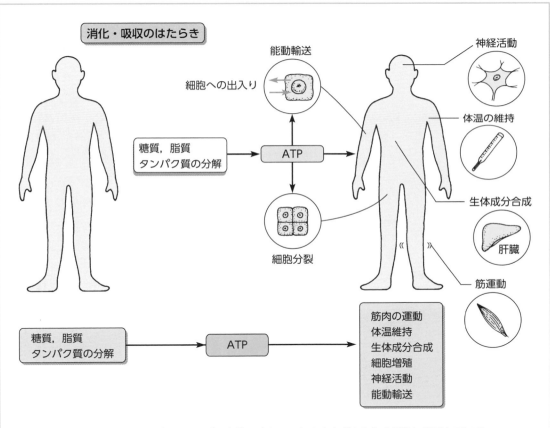

消化・吸収のはたらき

能動輸送

細胞への出入り

糖質，脂質
タンパク質の分解

ATP

細胞分裂

神経活動

体温の維持

生体成分合成

肝臓

筋運動

糖質，脂質
タンパク質の分解

ATP

筋肉の運動
体温維持
生体成分合成
細胞増殖
神経活動
能動輸送

栄養素を分解してATPという形でエネルギーを取り出し，これをさまざまな生命活動に利用している．

◆◆ 要点整理 ◆◆

〔　　〕に適する語を次頁の選択肢から選び，文を完成させよう．

☐☐　1.　体は寝ていても起きていても，自分では意識しない生命活動を行っている．例えば，〔　　　　　　　　　〕維持，生体成分の合成，神経活動などである．

☐☐　2.　食物は，主に胃や腸で〔¹　　　　　　　〕され，小腸などから〔²　　　　　　　〕されて，エネルギーの源になる．

☐☐　3.　「生体のエネルギー通貨」とも呼ばれるアデノシン三リン酸（略称〔¹　　　　　　　〕）に蓄えられたエネルギーによって，生体物質を分解・合成するはたらきを〔²　　　　　　　〕という．

☐☐　4.　糖質・脂質・タンパク質などの生体高分子を低分子に分解して，エネルギーを取り出すはたらきを〔¹　　　　　　　〕という．生体高分子は単糖類・脂肪酸・アミノ酸などを経て，代謝の中間体である〔²　　　　　　　〕に変えられ，クエン酸回路，電子伝達系に入り，ATPにエネルギーが担われる．

☐☐　5.　ATPのエネルギーを利用して，異化の中間体から単糖類・脂肪酸・アミノ酸，さらに生体を構成する糖質・脂質・タンパク質などの生体高分子をつくり出すはたらきを〔　　　　　　　〕という．

図1.1-2 ●異化と同化の関係

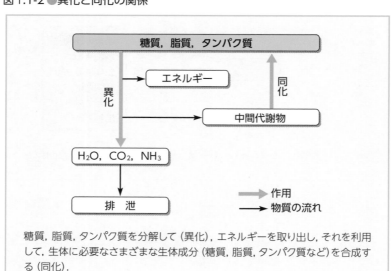

糖質，脂質，タンパク質を分解して（異化），エネルギーを取り出し，それを利用して，生体に必要なさまざまな生体成分（糖質，脂質，タンパク質など）を合成する（同化）．

□□ 6. 糖質・脂質・タンパク質などの生体物質は，常に体内で分解・合成が次々に行われ，入れ替わっている．このような現象を〔　　　　　　　〕という．

□□ 7. 異化では〔　　　　　　　〕がつくられ，同化だけでなく，さまざまな生命活動に使われる．

| 選 択 肢 | 器官　臓器　組織　代謝　吸収　異化　同化　代謝回転
ATP　ADP　受動輸送　能動輸送　酵素　アセチルCoA
エネルギー　体温　消化 |

◆ トレーニング ◆

正しいものには ○ を，誤っているものには × を記入しよう．

□□ 1. 〔　　〕酵素は，代謝の過程で得られる物質である．

□□ 2. 〔　　〕すべての生命活動には，エネルギーが必要である．

□□ 3. 〔　　〕アデノシン三リン酸は，エネルギーを取り出したり，そのエネルギーを利用するときにはたらくエネルギーの通貨と呼ばれる化合物である．

□□ 4. 〔　　〕同化とは，体外から摂取した栄養素を分解してエネルギーをつくり出し，細胞内で生体成分を作るための材料を供給する一連の反応である．

□□ 5. 〔　　〕異化とは，エネルギーを使って，生体成分となる物質を合成する反応である．

□□ 6. 〔　　〕アデノシン三リン酸の略称はADPである．

□□ 7. 〔　　〕自分で意識して行う筋肉の運動では，エネルギーは必要ではない．

2 栄養とは

ワンポイントチェック！

栄養とは，からだに必要なものを外界から取り入れて利用し，不要になったものを体外に排泄する一連の営みである．これを持続するために取り入れられる物質を，栄養素と呼んでいる．

◆◆ 要点整理 ◆◆

〔　〕に適する語を下の選択肢から選び，文を完成させよう．

□□　1.　三大栄養素とは，生命活動のエネルギー源となる糖質・〔¹　　　　　〕・〔²　　　　　〕である．

□□　2.　三大栄養素に，生体の代謝を調節する成分であるミネラルと〔　　　　　　　〕の二つを加えたものを，五大栄養素という．

□□　3.　食品中には五大栄養素のほかに，〔　　　　　　　〕や水などが含まれている．

□□　4.　タンパク質は，さまざまな〔　　　　　　　〕が鎖状に連なった構造をしている．

□□　5.　炭水化物は，〔　　　　　　　〕と食物繊維に分類される．

□□　6.　人体を構成する元素のうち，主要元素（炭素・水素・酸素・窒素）を除いたものの総称を〔　　　　　　　〕という．

選 択 肢	脂質　　炭水化物　　糖質　　タンパク質　　ミネラル　　ビタミン
	食物繊維　　窒素　　炭素　　ナトリウム　　アミノ酸　　脂肪酸
	グリセリド　　動物性タンパク　　カリウム

図 1.2-1 ●五大栄養素のはたらき

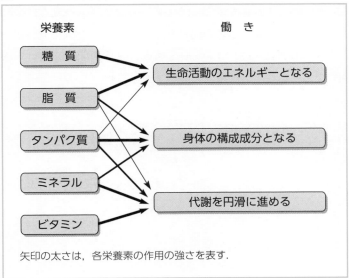

矢印の太さは，各栄養素の作用の強さを表す.

図 1.2-2 ●人体の構成成分の目安（体重 60kg 成人男性の例）

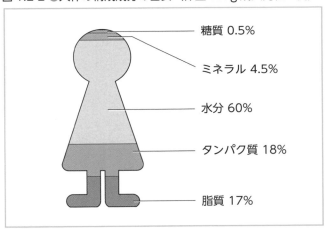

　生化学と栄養学の基礎知識に関する学習の便宜を図るため，「日本人の食事摂取基準（2020年版）」における「推定エネルギー必要量」「たんぱく質」「脂質」「飽和脂肪酸」「炭水化物」「食物繊維」「エネルギー産生栄養素バランス」に関する基準の一部を紹介する.

資料1●推定エネルギー必要量（kcal／日）

性　別	男　性			女　性		
身体活動レベル[1]	I	II	III	I	II	III
0〜5（月）	—	550	—	—	500	—
6〜8（月）	—	650	—	—	600	—
9〜11（月）	—	700	—	—	650	—
1〜2（歳）	—	950	—	—	900	—
3〜5（歳）	—	1,300	—	—	1,250	—
6〜7（歳）	1,350	1,550	1,750	1,250	1,450	1,650
8〜9（歳）	1,600	1,850	2,100	1,500	1,700	1,900
10〜11（歳）	1,950	2,250	2,500	1,850	2,100	2,350
12〜14（歳）	2,300	2,600	2,900	2,150	2,400	2,700
15〜17（歳）	2,500	2,800	3,150	2,050	2,300	2,550
18〜29（歳）	2.300	2,650	3,050	1,700	2,000	2,300
30〜49（歳）	2,300	2,700	3,050	1,750	2,050	2,350
50〜64（歳）	2,200	2,600	2,950	1,650	1,950	2,250
65〜74（歳）	2,050	2,400	2,750	1,550	1,850	2,100
75以上（歳）[2]	1,800	2,100	—	1,400	1,650	—
妊婦（付加量）[3]　初期				+50	+50	+50
中期				+250	+250	+250
後期				+450	+450	+450
授乳婦（付加量）				+350	+350	+350

1：身体活動レベルは，低い，ふつう，高いの3つのレベルとして，それぞれ I，II，III で示した.
2：レベル II は自立している者，レベル I は自宅にいてほとんど外出しない者に相当する．レベル I は高齢者施設で自立に近い状態で過ごしている者にも適用できる値である.
3：妊婦個々の体格や妊娠中の体重増加量，胎児の発育状況の評価を行うことが必要である.
注①：活用に当たっては，食事摂取状況のアセスメント，体重およびBMIの把握を行い，エネルギーの過不足は体重の変化またはBMIを用いて評価すること.
注②：身体活動レベル I の場合，少ないエネルギー消費量に見合った少ないエネルギー摂取量を維持することになるため，健康の保持・増進の観点からは，身体活動量を増加させる必要がある.

資料2 ●たんぱく質の食事摂取基準

〔推定平均必要量，推奨量，目安量：g/日，目標量（中央値）：％エネルギー〕

性別	男性				女性			
年齢等	推定平均必要量	推奨量	目安量	目標量[1]	推定平均必要量	推奨量	目安量	目標量[1]
0〜5（月）	—	—	10	—	—	—	10	—
6〜8（月）	—	—	15	—	—	—	15	—
9〜11（月）	—	—	25	—	—	—	25	—
1〜2（歳）	15	20	—	13〜20	15	20	—	13〜20
3〜5（歳）	20	25	—	13〜20	20	25	—	13〜20
6〜7（歳）	25	30	—	13〜20	25	30	—	13〜20
8〜9（歳）	30	40	—	13〜20	30	40	—	13〜20
10〜11（歳）	40	45	—	13〜20	40	50	—	13〜20
12〜14（歳）	50	60	—	13〜20	45	55	—	13〜20
15〜17（歳）	50	65	—	13〜20	45	55	—	13〜20
18〜29（歳）	50	65	—	13〜20	40	50	—	13〜20
30〜49（歳）	50	65	—	13〜20	40	50	—	13〜20
50〜64（歳）	50	65	—	14〜20	40	50	—	14〜20
65〜74（歳）[2]	50	60	—	15〜20	40	50	—	15〜20
75以上（歳）[2]	50	60	—	15〜20	40	50	—	15〜20
妊婦（付加量）初期					+0	+0	—	—[3]
中期					+5	+5	—	—[3]
後期					+20	+25	—	—[4]
授乳婦（付加量）					+15	+20	—	—[4]

1：範囲に関してはおおむねの値を示したものであり，弾力的に運用すること．

2：65歳以上の高齢者について，フレイル予防を目的とした量を定めることは難しいが，身長・体重が参照体位に比べて小さい者や，特に75歳以上であって加齢に伴い身体活動量が大きく低下した者など，必要エネルギー摂取量が低い者では，下限が推奨量を下回る場合があり得る．この場合でも，下限は推奨量以上とすることが望ましい．

3：妊婦（初期・中期）の目標量は13〜20％エネルギー／日とした．

4：妊婦（後期）および授乳婦の目標量は15〜20％エネルギー／日とした．

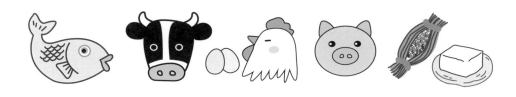

資料3●脂質の食事摂取基準

（％エネルギー）

性　別	男　性		女　性	
年齢等	目安量	目標量[1]	目安量	目標量[1]
0～5（月）	50	―	50	―
6～11（月）	40	―	40	―
1～2（歳）	―	20～30	―	20～30
3～5（歳）	―	20～30	―	20～30
6～7（歳）	―	20～30	―	20～30
8～9（歳）	―	20～30	―	20～30
10～11（歳）	―	20～30	―	20～30
12～14（歳）	―	20～30	―	20～30
15～17（歳）	―	20～30	―	20～30
18～29（歳）	―	20～30	―	20～30
30～49（歳）	―	20～30	―	20～30
50～64（歳）	―	20～30	―	20～30
65～74（歳）	―	20～30	―	20～30
75以上（歳）	―	20～30	―	20～30
妊婦			―	20～30
授乳婦			―	20～30

1：範囲に関してはおおむねの値を示したものである．

資料4●飽和脂肪酸の食事摂取基準

（％エネルギー）[1,2]

性　別	男　性	女　性
年齢等	目標量	目標量
0～5（月）	―	―
6～11（月）	―	―
1～2（歳）		
3～5（歳）	10以下	10以下
6～7（歳）	10以下	10以下
8～9（歳）	10以下	10以下
10～11（歳）	10以下	10以下
12～14（歳）	10以下	10以下
15～17（歳）	8以下	8以下
18～29（歳）	7以下	7以下
30～49（歳）	7以下	7以下
50～64（歳）	7以下	7以下
65～74（歳）	7以下	7以下
75以上（歳）	7以下	7以下
妊婦		7以下
授乳婦		7以下

1：飽和脂肪酸と同じく，脂質異常症および循環器疾患に関与する栄養素としてコレステロールがある．コレステロールに目標量は設定しないが，これは許容される摂取量に上限が存在しないことを保証するものではない．また，脂質異常症の重症化予防の目的からは，200mg/日未満にとどめることが望ましい．

2：飽和脂肪酸と同じく，冠動脈疾患に関与する栄養素としてトランス脂肪酸がある．日本人の大多数は，トランス脂肪酸に関するWHOの目標（1％エネルギー未満）を下回っており，トランス脂肪酸の摂取による健康への影響は，飽和脂肪酸の摂取によるものと比べて小さいと考えられる．ただし，脂質に偏った食事をしている者では，留意する必要がある．トランス脂肪酸は人体にとって不可欠な栄養素ではなく，健康の保持・増進を図る上で積極的な摂取は勧められないことから，その摂取量は1％エネルギー未満にとどめることが望ましく，1％エネルギー未満でもできるだけ低くとどめることが望ましい．

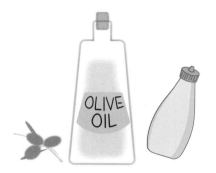

資料5 ● 炭水化物の食事摂取基準（％エネルギー）

性　別	男　性	女　性
年齢等	目標量[1,2]	目標量[1,2]
0〜5(月)	—	—
6〜11(月)	—	—
1〜2(歳)	50〜65	50〜65
3〜5(歳)	50〜65	50〜65
6〜7(歳)	50〜65	50〜65
8〜9(歳)	50〜65	50〜65
10〜11(歳)	50〜65	50〜65
12〜14(歳)	50〜65	50〜65
15〜17(歳)	50〜65	50〜65
18〜29(歳)	50〜65	50〜65
30〜49(歳)	50〜65	50〜65
50〜64(歳)	50〜65	50〜65
65〜74(歳)	50〜65	50〜65
75以上(歳)	50〜65	50〜65
妊婦		50〜65
授乳婦		50〜65

1：範囲に関してはおおむねの値を示したものである.
2：アルコールを含む. ただし, アルコールの摂取を勧める
　　ものではない.

資料6 ● 食物繊維の食事摂取基準（g/日）

性　別	男　性	女　性
年齢等	目標量	目標量
0〜5(月)	—	—
6〜11(月)	—	—
1〜2(歳)	—	—
3〜5(歳)	8以上	8以上
6〜7(歳)	10以上	10以上
8〜9(歳)	11以上	11以上
10〜11(歳)	13以上	13以上
12〜14(歳)	17以上	17以上
15〜17(歳)	19以上	18以上
18〜29(歳)	21以上	18以上
30〜49(歳)	21以上	18以上
50〜64(歳)	21以上	18以上
65〜74(歳)	20以上	17以上
75以上(歳)	20以上	17以上
妊婦		18以上
授乳婦		18以上

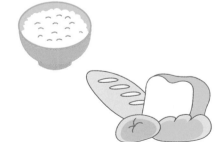

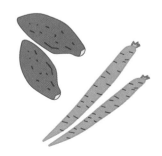

資料7 ●エネルギー産生栄養素バランスの食事摂取基準（％エネルギー）

性別	男性				女性			
	目標量[1,2]				目標量[1,2]			
年齢等	たんぱく質[3]	脂質[4]		炭水化物[5,6]	たんぱく質[3]	脂質[4]		炭水化物[5,6]
		脂質	飽和脂肪酸			脂質	飽和脂肪酸	
0〜11（月）	—	—	—	—	—	—	—	—
1〜2（歳）	13〜20	20〜30	—	50〜65	13〜20	20〜30	—	50〜65
3〜5（歳）	13〜20	20〜30	10以下	50〜65	13〜20	20〜30	10以下	50〜65
6〜7（歳）	13〜20	20〜30	10以下	50〜65	13〜20	20〜30	10以下	50〜65
8〜9（歳）	13〜20	20〜30	10以下	50〜65	13〜20	20〜30	10以下	50〜65
10〜11（歳）	13〜20	20〜30	10以下	50〜65	13〜20	20〜30	10以下	50〜65
12〜14（歳）	13〜20	20〜30	10以下	50〜65	13〜20	20〜30	10以下	50〜65
15〜17（歳）	13〜20	20〜30	8以下	50〜65	13〜20	20〜30	8以下	50〜65
18〜29（歳）	13〜20	20〜30	7以下	50〜65	13〜20	20〜30	7以下	50〜65
30〜49（歳）	13〜20	20〜30	7以下	50〜65	13〜20	20〜30	7以下	50〜65
50〜64（歳）	14〜20	20〜30	7以下	50〜65	14〜20	20〜30	7以下	50〜65
65〜74（歳）	15〜20	20〜30	7以下	50〜65	15〜20	20〜30	7以下	50〜65
75以上（歳）	15〜20	20〜30	7以下	50〜65	15〜20	20〜30	7以下	50〜65
妊婦　初期					13〜20			
中期					13〜20	20〜30	7以下	50〜65
後期					15〜20			
授乳婦					15〜20	20〜30	7以下	50〜65

1：必要なエネルギー量を確保した上でのバランスとすること．
2：範囲に関しては，おおむねの値を示したものであり，弾力的に運用すること．
3：65歳以上の高齢者について，フレイル予防を目的とした量を定めることは難しいが，身長・体重が参照体位に比べて小さい者や，特に75歳以上であって加齢に伴い身体活動量が大きく低下した者など，必要エネルギー摂取量が低い者では，下限が推奨量を下回る場合があり得る．この場合でも，下限は推奨量以上とすることが望ましい．
4：脂質については，その構成成分である飽和脂肪酸など，質への配慮を十分に行う必要がある．
5：アルコールを含む．ただし，アルコールの摂取を勧めるものではない．
6：食物繊維の目標量を十分に注意すること．

2章

生体の構成成分と栄養素

1 細胞

　生命現象の基本単位である細胞の中には，さまざまな生体分子で構成された細胞小器官（オルガネラ）が存在する．細胞の大きさや形はさまざまだが，基本的な構造では共通している．

図2.1-1 ●一般的な細胞にみられる細胞小器官

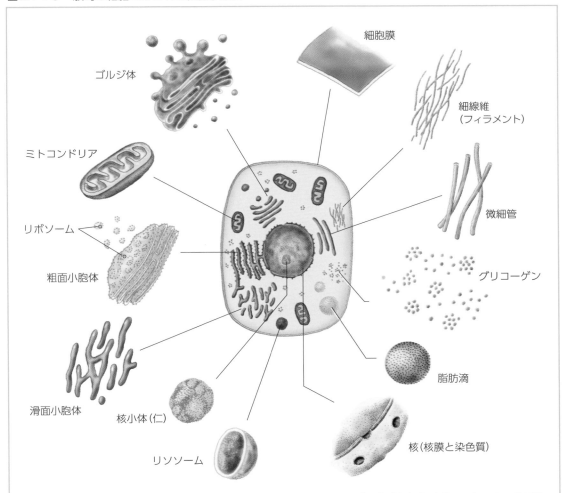

ゴルジ体

細胞膜

細線維
（フィラメント）

ミトコンドリア

微細管

リボソーム

グリコーゲン

粗面小胞体

脂肪滴

滑面小胞体

核小体（仁）

リソソーム

核（核膜と染色質）

DNAの貯蔵庫である核，エネルギーを作り出すミトコンドリア，タンパク合成を行うリボソーム，タンパク質の構造を変化させるゴルジ装置，細胞中に貯蔵される脂肪滴やグリコーゲンに注目する．

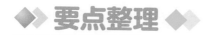

◆◆ 要点整理 ◆◆

〔　〕に適する語を下の選択肢から選び，文を完成させよう．

☐☐　1.　体の最小構成単位は〔　　　　　　　　〕であり，その集団が一定のはたらきをする組織をつくる．

☐☐　2.　細胞膜の内外で物質のやり取りが行われる．このとき，物質を濃度の低い方から高い方に運ぶはたらきを〔　　　　　　　　〕輸送という．

☐☐　3.　細胞膜の内外で物質のやり取りが行われる．このとき，物質を濃度の高い方から低い方に運ぶはたらきを〔　　　　　　　　〕輸送という．

☐☐　4.　細胞内に物質を取り入れるために，膜の一部がくびれて物質を包み込み，細胞内に取り込むはたらきを〔¹　　　　　　　　〕といい，反対に細胞外に放出するはたらきを〔²　　　　　　　　〕という．

☐☐　5.　細胞の細胞膜や核，ミトコンドリアなどのつくりを〔　　　　　　　　〕という．

☐☐　6.　細胞膜や核，ミトコンドリアは膜によって外部と仕切られている．これらはいずれも〔　　　　　　　　〕重の膜構造となっている．

☐☐　7.　濃度勾配に逆らう形の輸送では，〔　　　　　　　　〕などのエネルギーが用いられる．

選 択 肢	細胞小器官　　1　　2　　3　　細胞　　受動　　ATP　　ADP エンドサイトーシス　　エキソサイトーシス　　能動　　浸透　　逆浸透

2　糖　質

ワンポイントチェック！

　糖質は，エネルギー源となり血糖維持に深く関係する．中性脂肪に変換されて貯蔵され，非必須アミノ酸合成の材料や，核酸・糖タンパク質などの構成成分となる．

◆ 要点整理 ◆

〔　　〕に適する語を下の選択肢から選び，文を完成させよう．

□□　1.　糖質は，その構成元素から〔　　　　　　　　〕とも呼ばれる．

□□　2.　グルコースやフルクトース，ガラクトースなど，糖質の最小単位となるものを〔　　　　　　　　〕という．

□□　3.　デンプンやグリコーゲンなど，たくさんの構成単位がつながってできた糖質を〔　　　　　　　　〕という．

□□　4.　食品中のデンプンは，最終的にグルコースにまで分解されて，〔　　　　　　　　〕から吸収される．

□□　5.　デンプンやフルクトースやガラクトースなどは，すべて〔　　　　　　　　〕に変換されて利用・貯蔵される．

□□　6.　血液中のグルコースを〔　　　　　　　　〕という．各組織に送られ，エネルギー源として利用される．

□□　7.　過剰に摂取された糖類は，体内で〔　　　　　　　　〕に変換され貯蔵される．

選択肢	炭水化物　　グルコース　　タンパク質　　単糖　　少糖　　多糖 乳糖　　胃　　小腸　　肝臓　　中性脂肪　　血糖

図 2.2-1 ●糖類の分類

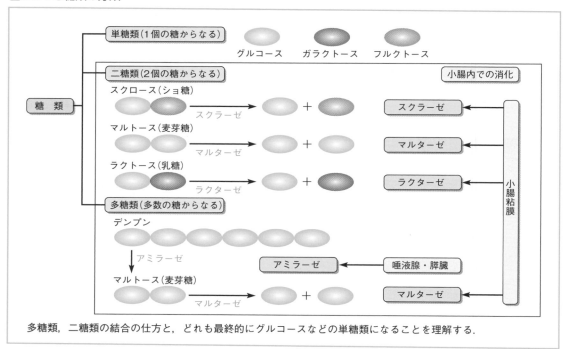

多糖類, 二糖類の結合の仕方と, どれも最終的にグルコースなどの単糖類になることを理解する.

表 2.2-1 ●グリコーゲンの体内貯蔵

	グリコーゲン：360g (体重70kg男性)	
	肝臓グリコーゲン	筋肉グリコーゲン
濃 度	高い：6％	低い：0.7％
重 量	少ない：100g	多い：260g
生理作用	グルコースに変換して, 血糖値の維持	グルコースに変換されず, 筋肉の収縮時のエネルギー源

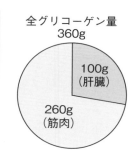

全グリコーゲン量
360g

100g
（肝臓）

260g
（筋肉）

表 2.2-2 ●主な炭水化物(糖)とその作用

ブドウ糖(グルコース)	ショ糖・乳糖・デンプン・グリコーゲンなどの構成成分として, 自然界に最も多く存在する単糖. 輸液のエネルギー成分でもある.
ショ糖(スクロース)	砂糖の主成分である少糖.
乳糖(ラクトース)	母乳や牛乳中に存在する少糖. 乳糖分解酵素の分泌が十分でないと, 乳糖不耐症を起こす.
デンプン	穀類・いも類・豆類に存在する多糖. ヒトの主なエネルギー供給源. ブドウ糖が多数連なった形だが, その結合のしかたでアミロースとアミロペクチンに分類されている.
グリコーゲン	動物の肝臓と筋肉に存在する多糖. アミロペクチンに似た枝分かれ構造で, 貝類に多く存在する.

3 脂質

ワンポイントチェック！

脂質には，脂肪酸が形を変えたもの，脂肪酸とアルコールが結合したものなど，さまざまな種類がある．「水に溶けない」もしくは「溶けにくい」という性質を共通してもつ．エネルギー源となる食物を多く摂取した場合，皮下脂肪や内臓脂肪の形で貯蔵される．また細胞膜を構成する材料や，ホルモンの合成材料としても利用され，生体内で重要な機能を果たす反面，過剰になると肥満や動脈硬化を引き起こす原因となる．

◆ 要点整理 ◆

〔　〕に適する語を下の選択肢から選び，文を完成させよう．

□□　1.　脂質は，〔　　　　　　　　　〕・水素・酸素を主な構成元素とする，構造内に脂肪酸を1個以上含むもの，もしくは脂肪酸から誘導された物質である．

□□　2.　体の中での役割の違いから脂質を三つに分けたとき，中性脂肪などエネルギー源となるものを〔　　　　　　　〕という．

□□　3.　脂質の分類で，リン脂質や糖脂質など，生体膜や赤血球，脳・神経細胞の構成成分となるものを〔　　　　　　　〕という．

□□　4.　脂質の分類で，コレステロール，脂溶性ビタミン，性ホルモンなどを〔　　　　　　　　　〕という．

□□　5.　飽和脂肪酸は，食品中では〔　　　　　　　　〕に多く含まれる．

□□　6.　一価不飽和脂肪酸は，食品中では〔　　　　　　　〕に多く含まれる．

□□　7.　多価不飽和脂肪酸は，食品中では植物油や〔　　　　　　　　〕に多く含まれる．

選択肢	炭素　飽和脂肪酸　不飽和脂肪酸　必須脂肪酸　魚油　窒素
	誘導脂質　複合脂質　単純脂質　過酸化脂質　植物油　動物油脂

◆◆ トレーニング ◆◆

正しいものには ○ を，誤っているものには × を記入しよう．

□□ 1.〔　〕脂質には，水に溶けやすい性質がある．

□□ 2.〔　〕脂質は細胞膜の構成成分，血液，脳・神経細胞の構成成分，エネルギー源として使われる．

□□ 3.〔　〕食品中の脂肪酸の多くは，細胞膜の構成成分として摂取される．

□□ 4.〔　〕飽和脂肪酸は植物油や魚油に多く，不飽和脂肪酸は動物油脂に多く含まれる．

□□ 5.〔　〕リノール酸やα-リノレン酸は不足すると，血行障害や呼吸器疾患を起こすため，必須脂肪酸と呼ばれている．

□□ 6.〔　〕飽和脂肪酸は，炭素の結合部分に二重結合のない脂肪酸である．

□□ 7.〔　〕エイコサノイドは，炭素数が20個の，生体内で生理活性作用をもつ物質の総称である．

図2.3-1 ●エイコサノイドの生成

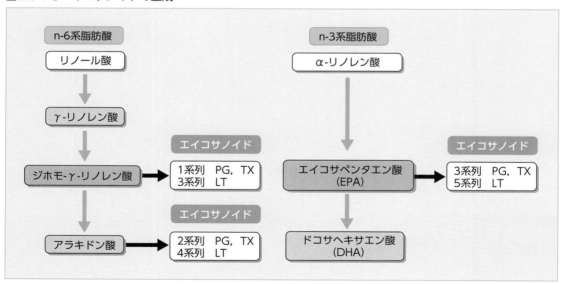

◆▶ 実力アップ ◆▶

以下の問いに答えよ.

□□ **1. 魚油に多く含まれる脂肪酸はどれか.**　　　　　　　〔　　　　〕
- 1. カプリル酸
- 2. オレイン酸
- 3. クエン酸
- 4. ドコサヘキサエン酸

□□ **2. n-3系の脂肪酸でないものはどれか.**　　　　　　　〔　　　　〕
- 1. α-リノレン酸
- 2. エイコサペンタエン酸(EPA)
- 3. ドコサヘキサエン酸(DHA)
- 4. リノール酸

memo

4 アミノ酸

アミノ酸はタンパク質の構成単位である．私たちは毎日，多くのアミノ酸をタンパク質の形で摂取している．摂取したタンパク質は消化管でアミノ酸の形に分解されて体内に吸収されている．

図 2.4-1 ●アミノ酸の構造

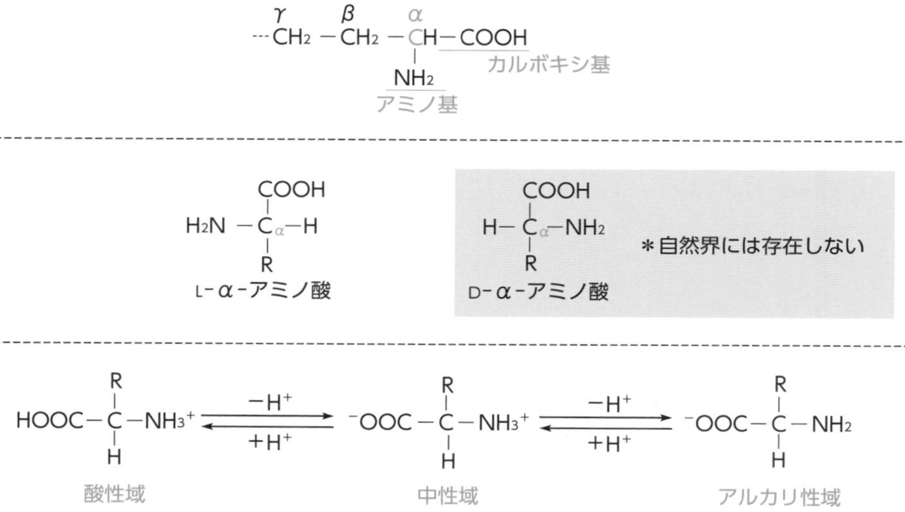

$$\cdots CH_2 - CH_2 - \underset{\alpha}{C}H - COOH$$

γ　β　α　カルボキシ基

NH₂ は NH_2 ... アミノ基

上段のαβγ炭素:
$$\cdots \underset{\gamma}{CH_2} - \underset{\beta}{CH_2} - \underset{\alpha}{CH} - COOH$$
$$\underset{アミノ基}{NH_2}$$

左：
$$\underset{L-\alpha-アミノ酸}{H_2N - C_\alpha - H}$$
COOH / R

右：（*自然界には存在しない）
$$\underset{D-\alpha-アミノ酸}{H - C_\alpha - NH_2}$$
COOH / R

$$\underset{酸性域}{HOOC - \underset{H}{\overset{R}{C}} - NH_3^+} \underset{+H^+}{\overset{-H^+}{\rightleftharpoons}} \underset{中性域}{{}^-OOC - \underset{H}{\overset{R}{C}} - NH_3^+} \underset{+H^+}{\overset{-H^+}{\rightleftharpoons}} \underset{アルカリ性域}{{}^-OOC - \underset{H}{\overset{R}{C}} - NH_2}$$

水溶液中でのアミノ酸の変化（両性電解質）

上段：アミノ酸のα炭素を示す．
中段：α炭素は不斉炭素であり，糖の場合と同様にD-体とL-体の異性体が考えられるが，自然界にはL-体のみが存在する．
下段：アミノ酸は，酸としての働きをもつカルボキシ基と塩基としての性質をもつアミノ基が同一の分子内に存在する両性電解質である．

◆ 要点整理 ◆

〔 〕に適する語を下の選択肢から選び，文を完成させよう．

□□ 1. 生体内における大部分のアミノ酸は〔　　　　　　〕-アミノ酸である．

□□ 2. α-アミノ酸は，〔　　　　　　〕基が結合している α 炭素にアミノ基が結合している．

□□ 3. 一つの炭素に，四つの異なる原子や原子団が結合していると，全く同じ四つの組み合わせでも，立体的なつながりが異なるものが存在する．このような炭素を〔　　　　　　〕炭素という．

□□ 4. アミノ酸は，陽イオン化しやすい〔[1]　　　　　　〕基と，陰イオン化しやすいカルボキシ基をもつ〔[2]　　　　　　〕電解質である．

□□ 5. 生体のタンパク質のうち、標準アミノ酸は，〔　　　　　　〕種類である．

□□ 6. 生体のタンパク質を構成するアミノ酸のうち，ヒトの体内で合成できないものを〔　　　　　　〕（不可欠アミノ酸）という．

□□ 7. アミノ酸のアミノ基とカルボキシ基が結合し，水1分子が離脱する結合を〔　　　　　　〕結合という．

選 択 肢	α	β	不斉	一斉	アミノ	カルボキシ	カルボン	両性
	中性	8	10	20	必須アミノ酸	エステル	ペプチド	

図 2.4-2 ●ペプチド

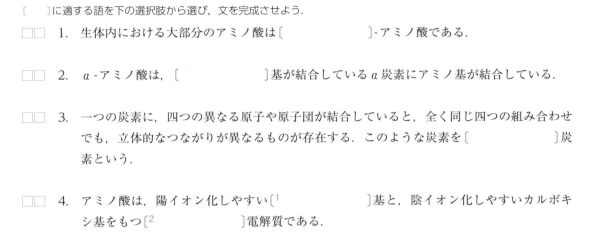

　アミノ酸同士はアミノ基とカルボキシ基が脱水縮合してペプチドを形成する．この結合をペプチド結合という．
　ペプチドはその分子の両端にアミノ基またはカルボキシ基が存在するので，さらにほかのアミノ酸との結合が可能である．このようにして多くのアミノ酸が結合したものをポリペプチドと呼ぶ．

◆▶ トレーニング ◆▶

正しいものには ○ を，誤っているものには × を記入しよう.

□□ 1. 〔　〕アミノ基の構造は -NH₂，カルボキシ基は -COOH で表される.

□□ 2. 〔　〕アミノ酸の性質は α 炭素に結合する側鎖（R）の性質によって異なる.

□□ 3. 〔　〕必須アミノ酸（不可欠アミノ酸）は 8 種類ある.

□□ 4. 〔　〕アミノ酸は両性電解質であり，いずれも中性を示す.

□□ 5. 〔　〕アルギニンは，成長期において体内での合成量が不足しやすいため，準必須アミノ
　　　　　　 酸と呼ばれる.

□□ 6. 〔　〕タンパク質は多数のアミノ酸からなるポリペプチドである.

□□ 7. 〔　〕バリン，ロイシン，イソロイシンは分岐鎖アミノ酸である.

◆▶ 実力アップ ◆▶

以下の問いに答えよ.

□□ 1. アミノ酸で正しいのはどれか.　　　　　　　　　　　　　　　　　〔　　　　　〕
　　　 1. 糖質を構成する.
　　　 2. 唾液により分解される.
　　　 3. 肝臓に運ばれエネルギー源として利用される.
　　　 4. 生体を構成する成分で最も多くの重量を占める.

5 タンパク質

ワンポイントチェック！

　タンパク質は三大栄養素の一つで，アミノ酸がペプチド結合により多数結合した物質である．タンパク質は筋肉，臓器，血管などを構成するほか，ホルモンや酵素，免疫抗体など，身体の機能に関わる成分として重要であり，物質の輸送や生体防御を担っているものもある．それらすべてのタンパク質は，体内に吸収されたアミノ酸を材料に日々つくり変えられている．

◆ 要点整理 ◆

〔　〕に適する語を下の選択肢から選び，文を完成させよう．

1. 食物として摂取されたタンパク質は，消化管内で〔　　　　　〕に分解され，吸収される．

2. 炭水化物および脂質は，炭素・水素・酸素から構成されているが，タンパク質はこのほかに〔　　　　　〕を含んでいることが大きな特徴である．

3. タンパク質に加熱，凍結，pH変化などの物理化学的な要因が加わると，タンパク質の高次構造が崩れて，その性質が変化してしまうことがある．これをタンパク質の〔　　　　　〕という．

4. タンパク質はアミノ酸と同様に，〔　　　　　〕電解質である．

5. タンパク質を成分によって分類すると，アミノ酸のみで構成された単純タンパク質と，糖，脂質などと結合して機能する〔　　　　　〕に分けられる．

6. タンパク質を機能によって分類したとき，生化学反応の際の触媒活性をもつものを，〔　　　　　〕タンパクという．

7. タンパク質を機能によって分類したとき，糖代謝の機能をもつインスリンのようなものを〔　　　　　〕タンパクという．

選択肢

両性　中性　アミノ酸　窒素　マグネシウム　リン　変性
凝固　複雑タンパク質　複合タンパク質　酵素　輸送　貯蔵
収縮性　構造　防御　調節

表2.5-1 ●機能によるタンパク質の分類

名　称	機　能
酵素タンパク	生化学反応の際の触媒活性をもつタンパク質.
輸送タンパク	血漿中で物質と特異的に結合し，臓器間を輸送する．リポタンパク(脂質輸送)，トランスフェリン(鉄輸送)，セルロプラスミン(銅輸送)，ヘモグロビン(酸素や二酸化炭素)など.
貯蔵タンパク	フェリチン(鉄貯蔵)など.
収縮性タンパク	骨格筋の収縮系や他の細胞の収縮系において機能する．アクチン，ミオシンなど.
構造タンパク	コラーゲン(腱・軟骨・皮膚)，エラスチン(靱帯)，フィブロイン(絹繊維)など.
防御タンパク	免疫グロブリン(バクテリア，ウイルスほかの生物種からの防御)，インターフェロン(抗ウイルス作用)，フィブリノゲン，トロンビン(血液凝固)など.
調節タンパク	インスリン(糖代謝)など.

タンパク質の分類はさまざまな方法があるが，機能による分類は臨床的な価値が高い．これから学習する事柄の多くがタンパク質の機能と関わっていることがわかる.

◆▶トレーニング◀◆

正しいものには ○ を，誤っているものには × を記入しよう.

□□　1.　〔　　〕タンパク質は，約50以上のアミノ酸からなるポリペプチドである.

□□　2.　〔　　〕タンパク質は，水の次に生体に最も多く存在する物質である.

□□　3.　〔　　〕タンパク質は温度を上げると結合水が減少するため，溶解度は上昇する.

□□　4.　〔　　〕タンパク質は，加熱すると高次構造が破壊されてその性質が変化することがあるが，凍結には強く変性しない.

6 核酸

ワンポイントチェック！

　体の構成成分の一つがタンパク質である．また，タンパク質以外の構成成分の合成に必要不可欠な酵素もタンパク質でできている．タンパク質はアミノ酸がたくさんつながった形をしており，アミノ酸をどの順番にいくつ並べるかで特定のタンパク質が決定できる．細胞の中でこれを暗号のように情報化しているのが核酸である．

◆◆ 要点整理 ◆◆

〔　〕に適する語を下の選択肢から選び，文を完成させよう．

□□　1.　核酸は，デオキシリボ核酸〔¹　　　　　〕と，リボ核酸〔²　　　　　〕に分けられる．

□□　2.　核酸を構成する要素は塩基，五炭糖および〔　　　　　〕である．

□□　3.　核酸を構成する要素からなる最小の単位を〔　　　　　〕という．

□□　4.　DNAの役割は，〔　　　　　〕情報を核内に保存することである．

□□　5.　RNAの役割は，DNAから情報を写し取り，細胞内の〔　　　　　〕に情報を送ることである．

□□　6.　DNAを構成するヌクレオチドの五炭糖は〔　　　　　〕である．

□□　7.　RNAを構成するヌクレオチドの五炭糖は〔　　　　　〕である．

選択肢	DNA　RNA　リン酸　酢酸　リボース　リボソーム ヌクレオシド　ヌクレオチド　デオキシリボース　遺伝 酵素　コドン　チミン　ウラシル

図 2.6-1 ● 核酸の構成要素

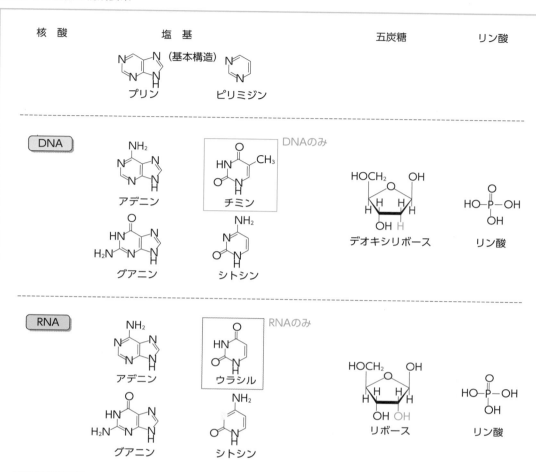

核酸	塩基		五炭糖	リン酸

核酸を構成する要素は，窒素化合物でできたプリンおよびピリミジンの塩基と五炭糖，リン酸からなる．
DNAとRNAの構成の違いは，糖以外に塩基のチミンとウラシルについてもみられる．

7 ミネラル

ワンポイントチェック！

　ミネラルは人体の構成元素のうち，生体の主要元素である炭素・水素・酸素・窒素を除いたものの総称であり，体重の約4%を占める．血液・体液中ではイオンとして存在することが多く，輸液の成分にも含まれている．

◆ 要点整理 ◆

〔　〕に適する語を下の選択肢から選び，文を完成させよう．

□□　1.　ミネラルは，体液中などでイオンとして存在することから，〔　　　　　　〕とも呼ばれる．

□□　2.　ミネラルの役割のひとつに，〔　　　　　　〕の変動調節や分布の正常維持がある．

□□　3.　体内の水分調節や酸塩基平衡の維持，神経・筋肉の正常活動など，体を一定の状態に保つことを〔　　　　　　〕維持という．

□□　4.　体内で99%が骨や歯に存在し，その主成分となっているミネラルは〔　　　　　　〕である．

□□　5.　体内で65%が赤血球にヘモグロビンとして存在し，酸素の運搬に関わっているミネラルは〔　　　　　　〕である．

□□　6.　飲料水中に3～5ppm以上あり，過剰となったときに，幼児に斑状歯を生じるミネラルは〔　　　　　　〕である．

□□　7.　海藻や魚に多く含まれ，甲状腺ホルモンの成分となるミネラルは〔　　　　　　〕である．

| 選 択 肢 | 電解質　　水分　　恒常性　　マグネシウム　　カルシウム　　塩分
リン　　亜鉛　　鉄　　ヨウ素　　ナトリウム　　カリウム　　窒素
塩素　　フッ素　　水素 | |

◆▶ トレーニング ◀◆

正しいものには ○ を，誤っているものには × を記入しよう.

□□ 1. 〔　〕ミネラルとは，生体を構成する主要元素のことである.

□□ 2. 〔　〕ミネラルは生体の恒常性維持にとって不可欠である.

□□ 3. 〔　〕マグネシウムは体内で60％が骨や歯に存在し，その形成に関わっている.

□□ 4. 〔　〕亜鉛は，体内で新陳代謝が活発な部位に多く見られ，酵素やホルモンの成分などになる.

□□ 5. 〔　〕カリウムは，血液凝固促進，筋肉の収縮促進，神経の興奮を鎮めるなどの作用があり，種々の酵素・ホルモンのはたらきに関与している.

□□ 6. 〔　〕リンが過剰になるとカルシウム欠乏症となり，副甲状腺（上皮小体）機能亢進症などが起こる.

□□ 7. 〔　〕体内でのミネラルの吸収やはたらきは，他のミネラルの摂取が多いか少ないかにかかわらず一定である.

8 電解質と水

ワンポイントチェック！

　生体成分を溶かした体液として，身体構成成分の中で最も多いのが水である．電解質，すなわちミネラルと水の水分バランスが重要である．

◆ 要点整理 ◆

〔　　〕に適する語を下の選択肢から選び，文を完成させよう．

□□ 1. 細胞の中にある水分を〔　　　　　　　　〕といい，身体の総水分量の約3分の2を占める．

□□ 2. 栄養素が体内で代謝されるときに生じる水を〔　　　　　　　〕という．

□□ 3. 水は生体内の〔¹　　　　　　　〕の運搬や，〔²　　　　　　　〕の排泄に不可欠である．

□□ 4. 身体の総水分量は常に〔　　　　　　〕に維持されている．

□□ 5. 水分を体重の〔　　　　　　〕％喪失すると，口渇を感じる．

□□ 6. 水分を体重の〔¹　　　　　　〕％喪失すると健康に障害を来し，〔²　　　　　　〕％喪失すると生命が危険になる．

□□ 7. 腎機能障害や循環機能低下では，排尿量が〔　　　　　　〕し，浮腫が起こる．

選択肢	細胞内液　　細胞間液　　血液　　不感蒸泄　　代謝水　　栄養素 老廃物　　一定　　変動　　増加　　減少　　1　　5　　10　　20

9 体液・血液・尿

ワンポイントチェック！

　水分は私たちにとって大切な物質である．体内において栄養素や老廃物の運搬・排泄や体温調節に重要な役割を果たしており，恒常性の維持に欠かせない．また血液中の血漿成分は，水分が約90％をも占める．体内に取り込まれた水分は不感蒸泄で体外に出るほか，尿や汗となって老廃物とともに排出される．

◆ 要点整理 ◆

〔　　〕に適する語を下の選択肢から選び，文を完成させよう．

□□　1．細胞の中にある水分を細胞内液といい，総水分量の約〔1　　　　　〕を占める．残り〔2　　　　　　〕は，細胞外液である間質液と血液である．

□□　2．水分の体内含有量について，下表の空欄を埋めて図を完成させなさい．

表 2.9-1 ●水分の体内含有量

胎　児	約95％
新生児	約70％
成人男性	約〔1〕　　　％
成人女性	約〔2〕　　　％
高齢者	約40〜50％

□□　3．不感蒸泄とは，肺や皮膚から〔　　　　　　〕となって絶えず失われていく水分のことをいう．

□□　4．体内における水分には，主に次の三つの役割がある．
　　　①栄養素の〔1　　　　　〕や老廃物の排泄
　　　②〔2　　　　　〕の維持や浸透圧の調節
　　　③発汗や〔3　　　　　〕による体温調節

□□　5．脱水症を起こすと，〔1　　　　　〕が高まり，〔2　　　　　〕が低下する．

選択肢	35　　45　　50　　55　　60　　65　　70　　水蒸気　　酸素
	アンモニア　　排尿　　窒素　　3分の1　　3分の2　　2分の1
	血液粘度　　呼吸数　　心拍出量　　電解質平衡　　体重　　運搬

□□ 6. 体重の1％の水分を失うと口渇を感じ，〔   〕％失うと生命が危険になる．

□□ 7. 血液中のヘモグロビンは〔¹   〕に含まれている．ヘモグロビンは動脈血では〔²   〕と結合して鮮紅色，静脈血では〔³   〕と結合して暗赤色を示す．

□□ 8. ビリルビンは胆汁に含まれる色素である．血中の〔¹   〕が高くなった状態を高ビリルビン血症という．症状としては，眼球結膜や皮膚が黄色くなる〔²   〕がみられる．

□□ 9. アミノ酸中のアミノ基は，酵素によってアミノ酸から取り除かれアンモニアとなる．アンモニアは有毒な物質であるため，各組織でいったんグルタミンやアラニンに変えられ，血液を経て肝臓に運び込まれて，〔¹   〕という代謝経路で，毒性の低い〔²   〕に変えられる．

□□ 10. 血中総ビリルビン濃度が異常値（高値）を示す疾患として，
①間接ビリルビンが増加したものには，〔¹   〕，悪性貧血，新生児黄疸，
②直接ビリルビンが増加したものには肝細胞性黄疸，肝内胆汁うっ滞，〔²   〕などがある．

選 択 肢	10 20 30 アデノシン三リン酸 クエン酸回路 酸素 窒素 尿素 二酸化炭素 溶血性貧血 鉄欠乏性貧血 黄疸 白血球 赤血球 尿素回路 総ビリルビン濃度 胆管閉塞

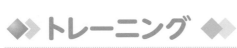

◆▶ トレーニング ◀◆

正しいものには ○ を，誤っているものには × を記入しよう.

□□　1.　〔　　〕代謝水とは，不感蒸泄で失われる水分のことである.

□□　2.　〔　　〕成人の代謝水の1日総量は100mL以下である.

□□　3.　〔　　〕不可避尿とは，尿失禁の一種である.

□□　4.　〔　　〕正常な成人の1日の平均尿量は3,000mL以上である.

□□　5.　〔　　〕腎機能や循環機能が低下すると，尿量の減少と体液量の増加につながり，浮腫が起こる.

□□　6.　〔　　〕BUN（血中尿素窒素）が正常より高い値を示す場合，腎臓の異常が疑われる.

memo

栄養素とその代謝

1 酵素

ワンポイントチェック！

　私たちの体の中では常に生命活動に必要な物質をつくったり，不要になった物質を壊したりする数多くの化学反応が行われている．反応を進めるために必要なエネルギー（活性化エネルギー）を低くし，生体内での反応をスムーズに進める物質が酵素である．

◆ 要点整理 ◆

〔　〕に適する語を次頁の選択肢から選び，文を完成させよう．

□□　1.　酵素などのように，化学反応において活性化エネルギーを低くし，反応を進みやすくする
物質を〔　　　　　　　〕と呼ぶ．化学反応によって，それ自体は変化しない．

□□　2.　酵素は〔1　　　　　　　　〕のみで構成されているものと，これに加えて酵素としての機能
を発揮するために，亜鉛や鉄などの金属や，ビタミンBなどの〔2　　　　　　　　〕と呼ば
れる低分子の物質を必要とするものとがある．

□□　3.　酵素の作用を受けて，変化する物質を〔1　　　　　　　　〕といい，酵素反応によってつく
られた物質を生成物という．通常，一つの酵素は限られた特定の基質にしか作用しない．
この性質を〔2　　　　　　　　〕という．この性質により，酵素は特定の物質に選択的に作
用し，反応を進める．

□□　4.　通常，一つの酵素は，一つの反応しか触媒しない．この性質を〔　　　　　　　〕という．

□□　5.　それぞれ異なる構造をもった，アイソザイムと呼ばれる酵素がある．これらは，
〔　　　　　　　〕基質に作用し，同じ反応を触媒する．

□□　6.　酵素は〔1　　　　　　　　〕によって構造が変化し，その結果，反応速度が変化する．通常，
酵素ははたらくべき環境で最もはたらけるように設計されている．例えば，胃の中では，
その値は1〜2であり，胃ではたらく消化酵素の〔2　　　　　　　　〕は，このとき最も活性
が高い．

□□ 7．酵素は高温では構造が変化し，活性を失う．酵素が最もはたらきやすい温度を至適温度といい，ヒトの酵素では〔　　　　　　　　〕℃付近である．

選択肢	ペプシン　乳酸脱水素酵素　触媒　タンパク質　補酵素　基質 酵素　生成物　基質特異性　反応特異性　濃度　温度　pH 25～30　35～40　45～50　同じ　異なった

図3.1-1 ●酵素反応の基質特異性

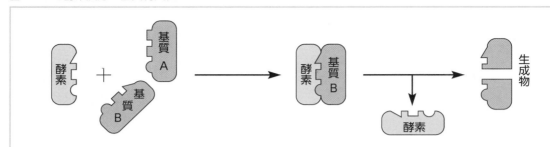

酵素は基質Bとは結合できるが，構造が異なる基質Aとは結合できない．このような性質を基質特異性という．酵素は厳密な基質特異性をもっている．

表3.1-1 ●主な消化酵素とその基質特異性

栄養素	消化酵素	基　質	はたらく場所
炭水化物	アミラーゼ	デンプン	口腔，小腸
	マルターゼ	麦芽糖（マルトース）	小　腸
	ラクターゼ	乳糖（ラクトース）	小　腸
タンパク質	ペプシン	タンパク質	胃
	トリプシン	タンパク質	小　腸
	ペプチダーゼ	ペプチド	小　腸
脂　肪	リパーゼ	脂　肪	主に小腸

アミラーゼは，デンプンに作用してマルトースに分解するが，デンプンとは構造が異なるタンパク質や脂肪には作用しない．

　組織に何らかの障害が発生した場合，細胞内の酵素が血液中に漏れ出てくることがある．ある組織に特徴的な酵素が血液中に検出された場合には，その組織が傷害を受けていると推定される．五つのアイソザイムをもつ乳酸脱水素酵素（LDH）は，肝臓障害や心臓障害の指標として，臨床検査において活用されている．

　表3.1-2に，指標としてよく用いられる主な酵素を示す．

表3.1-2 ●臨床診断に利用される主な酵素

酵素	血液中で示される変化
アルカリホスファターゼ（ALP）	ALP1〜ALP5のアイソザイムがあり，肝臓疾患，骨疾患（がんの骨転移，ページェット病など），胆道閉塞などで増加する．
クレアチンキナーゼ（CK）	心筋，骨格筋に多く分布し，心筋梗塞や骨格筋の傷害などで増加する．
乳酸脱水素酵素 [LDH（LD）]	解糖系の酵素で，すべての組織に分布するが，アイソザイムが組織によって異なる分布を示す．心筋梗塞ではLDH1が，肝炎などの肝疾患や，骨格筋の傷害ではLDH5が増加する．
アスパラギン酸アミノトランスフェラーゼ [AST（GOT）] アラニンアミノトランスフェラーゼ [ALT（GPT）]	ともに肝臓，心筋に多く存在し，肝炎，肝硬変で増加する．心筋梗塞などの心疾患ではASTのみが増加する．
アミラーゼ	唾液腺，膵臓に多く分布し，膵炎，耳下線炎で増加する．

2 ビタミンと補酵素

■ワンポイントチェック！■

酵素にはタンパク質部分のみでは活性を示さず，補酵素を必要とするものがある．補酵素の多くは，ビタミンまたはそれらが変化したものである．ビタミンは，エネルギーや身体構成成分にはならないが，三大栄養素の代謝を円滑にする．しかし，不足したり多すぎたりすると，代謝が円滑に行われなくなり，さまざまな欠乏症や過剰症が引き起こされる．

◆◆ 要点整理 ◆◆

〔　〕に適する語を下の選択肢から選び，文を完成させよう．

□□　1.　酵素にはタンパク質部分のみでは活性を示さず補酵素を必要とするものがある．補酵素を必要とする酵素では，タンパク質部分を〔¹　　　　　　　〕酵素といい，これに補酵素が結合して活性をもつようになったものを〔²　　　　　　　〕酵素という．

□□　2.　ビタミンの中でも，水に溶けやすいものを〔　　　　　　　〕ビタミンという．

□□　3.　ビタミンの中でも，水に溶けにくく油に溶けやすいものを〔　　　　　　　〕ビタミンという．

□□　4.　ヒトに必要なビタミンは13種類ほどが知られている．しかし，必要量を体内合成〔¹　　　　　　　〕ものが多く，主に〔²　　　　　　　〕からの摂取が必要な有機化合物である．

□□　5.　〔　　　　　　　〕はレチナール，レチノールなどの物質で，視覚に関与するロドプシンの生成や，皮膚・粘膜の機能保全に関わる．

□□　6.　ビタミンEはトコフェロールなどの物質で，〔　　　　　　　〕作用，血行促進，生殖機能活性化に役立つ．

□□　7.　ビタミンCは，レバーや〔　　　　　　　〕などに多く含まれ，コラーゲン生成や過酸化脂質の生成抑制，ステロイドホルモン合成に関わる．

選択肢	アポ	ホロ	食物	緑黄色野菜	魚介類	水溶性	脂溶性
	できる	できない	ビタミンA	ビタミンB	抗酸化	成長促進	

◆ トレーニング ◆

正しいものには ○ を，誤っているものには × を記入しよう．

□□ 1. 〔　〕ビタミン A，D，E，K は脂溶性ビタミンであるため，蓄積されにくく，欠乏症になりやすい．

□□ 2. 〔　〕ビタミン B 群，C などは水溶性ビタミンであるため，排泄されにくく過剰症を生じやすい．

□□ 3. 〔　〕β-カロテンは，緑黄色野菜などに多く含まれ，油と一緒に摂取すると吸収率が上がる．

□□ 4. 〔　〕ビタミン K は通常は欠乏しないが，新生児や乳児では血液凝固の遅延や出血などがみられる新生児メレナやビタミン K 欠乏性出血症が知られている．

□□ 5. 〔　〕ビタミン B_1 は水溶性のため，煮汁にすると 30〜50 ％が溶け出す．

□□ 6. 〔　〕ビタミン B_{12} は植物性食品に多く含まれる．欠乏すると，悪性貧血(巨赤芽球性貧血)，メチルマロン酸血症，進行性ニューロパチーなどを引き起こす．

□□ 7. 〔　〕ビタミン D は，カルシウムとリンの腸管からの吸収や，腎臓でのカルシウムの再吸収を促進する．骨や歯の石灰化促進などの作用がある．

□□ 8. 〔　〕ビタミン B 群やそれらが変化したものには，補酵素としてはたらくものがある．

3 糖質の代謝

　糖質は炭水化物とも呼ばれ，三大栄養素の一つで，生命活動のエネルギーとなる栄養素である．食物中の主要な糖質であるデンプンやそのほかのさまざまな糖類は，消化・吸収されて，グルコース（ブドウ糖）などの単糖類として小腸から体内に取り込まれる．マルトースやラクトースなどの二糖類として取り込まれることはない．

図3.3-1 ●糖質代謝の全体像

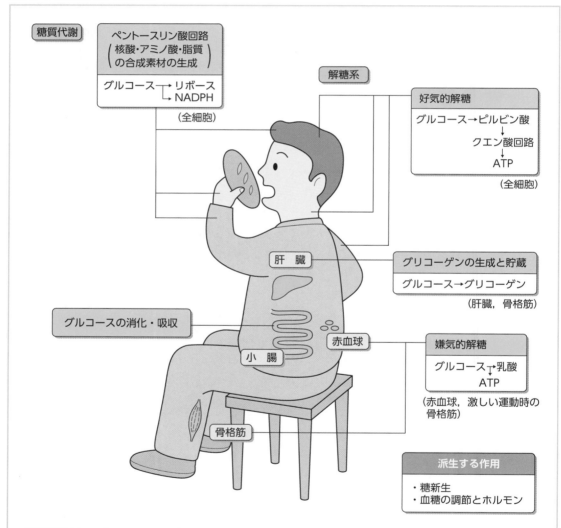

糖質代謝とは，グルコースのたどる運命と言ってもよい．グルコースが体のどの部分でどのように作用・反応するのか，また，代謝本来の流れと，そこから派生してくる作用をきちんと整理しよう．

◆◆ 要点整理 ◆◆

〔　〕に適する語を下の選択肢から選び，文を完成させよう.

□□　1.　血液中のグルコースは細胞内に取り込まれ，グルコースを分解する代謝系に入る. 細胞質で行われるこの代謝系は〔　　　　　　　〕系と呼ばれる.

□□　2.　細胞に酸素の供給が十分でない場合の解糖を〔1　　　　　　　　〕的解糖といい，酸素の供給が十分な場合のものを〔2　　　　　　　　〕的解糖という.

□□　3.　好気的解糖において，グルコースから生じたピルビン酸は，細胞の中の〔　　　　　　　〕へ運ばれ，エネルギー産生のために使われる.

□□　4.　多数のグルコースがつながったものを〔　　　　　　　〕という. 動物における貯蔵多糖として知られている. 食後などに血液中のグルコース濃度が高くなると，余分なグルコースは，この形で肝臓と筋肉に蓄えられる.

□□　5.　血液中のグルコース濃度のことを〔　　　　　　　〕という.

□□　6.　ペントースリン酸回路は，グルコースからNADPHと五炭糖の〔　　　　　　　〕をつくり出す代謝系である.

□□　7.　糖新生は，体の中で新しくグルコースをつくる代謝系である.〔1　　　　　　　〕と〔2　　　　　　　〕で行われるが，特に〔1〕で行われる糖新生は，血糖値の維持に重要である.

選 択 肢	糖新生　　解糖　　ミトコンドリア　　細胞質　　嫌気　　好気 グルコース　　グリコーゲン　　血糖値　　乳酸値　　リボース リボソーム　　筋肉　　肝臓　　腎臓

◆▶トレーニング◀◆

正しいものには ○ を，誤っているものには × を記入しよう.

□□ 1. 〔　〕好気的解糖では，グルコースはピルビン酸を経てクエン酸回路に入り，最終的に二酸化炭素と水に分解される.

□□ 2. 〔　〕嫌気的解糖では，グルコースはピルビン酸を経て乳酸になる.

□□ 3. 〔　〕嫌気的解糖は，好気的解糖と比べてATPをより多く産生できるため，激しい運動時のような筋肉への酸素の供給が十分でないときでも，エネルギーをつくり出すことができる利点がある.

□□ 4. 〔　〕嫌気的解糖で筋肉に蓄積したピルビン酸は，大部分血中に拡散し肝臓に取り込まれてグルコース合成に利用される.

□□ 5. 〔　〕食後などに血糖値が高くなると，余分なグルコースはグリコーゲンの形で肝臓と筋肉に蓄えられる.

□□ 6. 〔　〕筋肉のグリコーゲンは，血糖が低下しすぎないようにグルコースの形に分解されて血中に放出され，血糖維持に役立っている.

□□ 7. 〔　〕筋肉ではグルコース 6-リン酸（G6P）をグルコースに変える酵素がないので，貯蔵したグリコーゲンは G6P を経てそのまま解糖反応に入り，筋収縮のためのエネルギー源となる.

□□ 8. 〔　〕アラニンなどのアミノ酸からグルコースを生成することができる.

□□ 9. 〔　〕血糖値を上昇させるホルモンには，膵臓から分泌されるインスリンや，副腎髄質から分泌されるアドレナリンなどがある.

□□ 10. 〔　〕好気的解糖で生じるATPの大部分は，細胞質基質で合成される.

□□ 11. 〔　〕筋肉には，グルコース輸送体が存在する.

図 3.3-2 ●解糖の全体像

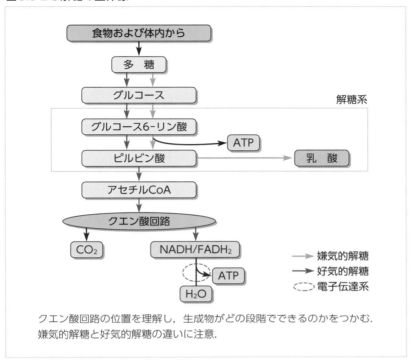

クエン酸回路の位置を理解し，生成物がどの段階でできるのかをつかむ.
嫌気的解糖と好気的解糖の違いに注意.

図 3.3-3 ●グリコーゲンの分解

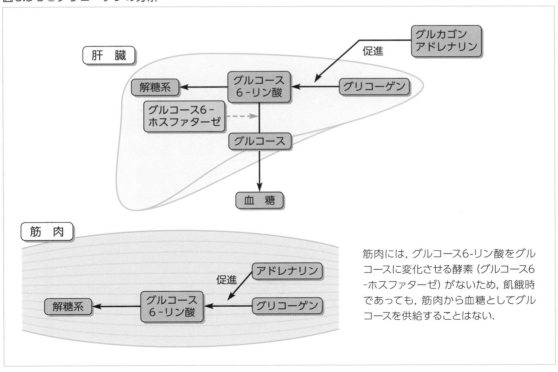

筋肉には，グルコース6-リン酸をグルコースに変化させる酵素（グルコース6-ホスファターゼ）がないため，飢餓時であっても，筋肉から血糖としてグルコースを供給することはない.

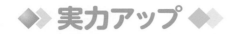

◆◆ 実力アップ ◆◆

以下の問いに答えよ.

□□　1.　糖尿病で抑制されるのはどれか.　　　　　　　　　〔　　　　　〕

　　　1.　尿中への水分喪失
　　　2.　末梢組織でのブドウ糖利用
　　　3.　脂肪組織での脂肪分解
　　　4.　肝臓でのグリコーゲン分解

memo

4　脂 質 の 代 謝

3章

栄養素とその代謝：4　脂質の代謝

ワンポイントチェック！

体内の脂質の大部分は，貯蔵脂質であるトリアシルグリセロールであり，糖質よりも熱量が大きいことから，効率よくエネルギーを蓄えることができる．また，リン脂質は生体膜成分として重要である．そのほか，ステロイドホルモンや胆汁酸，プロスタグランジンなど，さまざまな形をした脂質が存在する．

図3.4-1 ●脂質代謝の概要

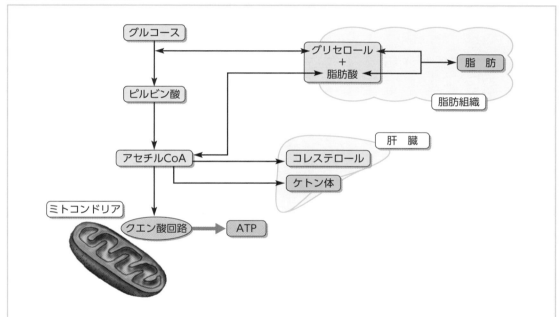

脂質代謝に体のどの器官が関わるか，臓器レベル，細胞レベルのそれぞれでしっかりつかもう．
最終生成物に注意しよう．

◆◆ 要点整理 ◆◆

〔　〕に適する語を次頁の選択肢から選び，文を完成させよう．

□□　1.　脂質は生体物質となるほか，〔¹　　　　　　　　〕としての役割もある．糖質のグリコーゲンにも同様の役割があるが，グリコーゲンに比較すると，同程度に蓄えるための体積は〔²　　　　　　　〕．

□□ 2. 私たちが食べ物として摂取している脂質の大部分は中性脂肪であり，〔　　　　　　　〕とも呼ばれている．

□□ 3. 中性脂肪は水に〔¹　　　　　　　〕性質があるため，消化の過程では胆汁酸によって乳化され，細かい粒になる．これに消化酵素リパーゼが作用し，〔²　　　　　　　〕と〔³　　　　　　　〕に分解されて，小腸粘膜から吸収される．

□□ 4. 食事由来の中性脂肪は，小腸で消化・吸収後，再び中性脂肪の形に再合成され，リポタンパク質の一つである〔　　　　　　　〕としてリンパ管を経て，血中に放出され，主に脂肪組織に運ばれ貯蔵される．

□□ 5. 空腹時，脂肪組織に蓄えられていた中性脂肪は，細胞内の〔　　　　　　　〕の作用によってグリセロールと脂肪酸に分解され，血中に放出されて各細胞のエネルギー源として利用される．貯蔵脂肪の分解はグルカゴンやアドレナリンによって促進され，インスリンによって抑制される．

□□ 6. 空腹時，細胞のミトコンドリア内では，脂肪酸を酸化する〔　　　　　　　〕が行われる．そのとき，生成されたアセチルCoAは，エネルギー産生のために利用される．

□□ 7. アセチルCoAは，グルコースの代謝でも使われる〔　　　　　　　〕回路で酸化される．

□□ 8. 飢餓時，肝臓では脂肪酸の分解産物であるアセチルCoAから〔　　　　　　　〕が合成される．合成されたこの物質は，血液中に放出され，末梢組織のエネルギー源として利用される．

□□ 9. 余分に摂取したグルコースは，グリコーゲンとして蓄えられるほか，脂肪として脂肪組織に蓄えられる．脂肪酸や脂肪の合成は，膵臓から分泌される〔　　　　　　　〕によって促進される．

| 選択肢 | エネルギー源　　大きい　　小さい　　トリアシルグリセロール
グリセロール　　脂肪酸　　カイロミクロン　　ホルモン感受性リパーゼ
クエン酸　　ケトン体　　α酸化　　β酸化　　溶ける　　溶けない
グルカゴン　　インスリン | |

図3.4-2●脂質の消化・吸収

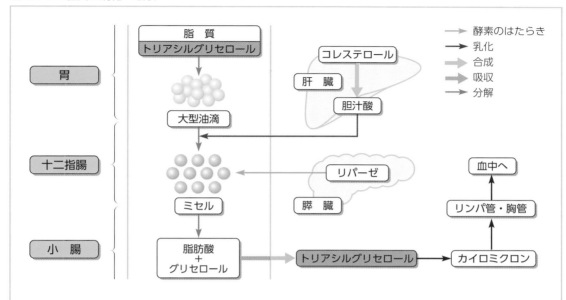

脂肪の消化は，胆汁酸による乳化とリパーゼによる分解の2段階にわたって行われることを確認する．
小腸で吸収されたのち，トリアシルグリセロールに再度合成されることにも注意しよう．

◆ トレーニング ◆

正しいものには ○ を，誤っているものには × を記入しよう．

□□ 1. 〔　〕 脂質は細胞膜の成分として，さらに甲状腺ホルモン，胆汁酸，プロスタグランジンなどの生理活性物質の材料分子としても重要である．

□□ 2. 〔　〕 消化では，脂肪は十二指腸で胆汁酸の作用を受けて細かい粒になる．これに膵臓から分泌される消化酵素リパーゼが作用して分解される．

□□ 3. 〔　〕 食事由来の脂肪酸の大部分は，短鎖脂肪酸(低級脂肪酸)である．

□□ 4. 〔　〕 脂肪組織に蓄えられた中性脂肪が分解されるときにはたらくリパーゼは，消化酵素のリパーゼとは異なり，ホルモンによって活性が調節されている．

□□ 5. 〔　〕 哺乳類に最も多い脂肪酸であるパルミチン酸（炭素数16個）1分子が完全に酸化されると，大量のATPが生成される．グルコースより多くのATPを生成できるため，脂肪酸は効率のよい貯蔵エネルギー源といえる．

□□ 6. 〔　〕飢餓時や糖尿病などで，細胞内へのグルコースの供給が十分でない場合，肝臓では糖新生や脂肪酸の β 酸化が活発になる．β 酸化で生じたアセチルCoAからケトン体が合成されるため，血中にケトン体が増加する.

□□ 7. 〔　〕コレステロールは，食事からの摂取以外には体内では合成されない.

□□ 8. 〔　〕空腹時には，血中の遊離脂肪酸が増加する.

□□ 9. 〔　〕LDLは，末梢組織で余ったコレステロールを肝臓に運搬する役割をもつ.

□□ 10. 〔　〕脂肪の合成は，主に脂肪組織や肝臓で行われる.

□□ 11. 〔　〕胆汁酸は肝臓で脂肪酸から合成され，その後，胆汁成分として小腸に分泌され，脂肪の消化吸収に関わる.

□□ 12. 〔　〕糖尿病末期に脂肪酸の分解が亢進し，血液中へのケトン体の放出が増加すると，血液のpHが塩基性に傾く.

図3.4-3 ●脂肪酸と脂肪の合成

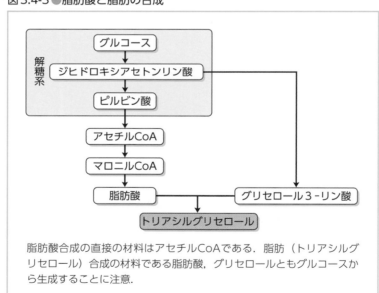

脂肪酸合成の直接の材料はアセチルCoAである．脂肪（トリアシルグリセロール）合成の材料である脂肪酸，グリセロールともグルコースから生成することに注意.

図3.4-4●脂肪の分解

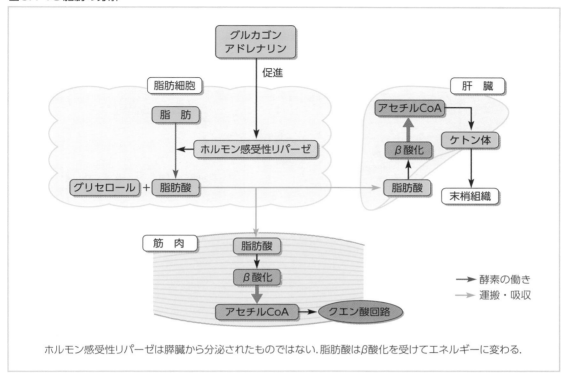

ホルモン感受性リパーゼは膵臓から分泌されたものではない．脂肪酸はβ酸化を受けてエネルギーに変わる．

表3.4-1●血漿中のリポタンパク質の種類と役割

	カイロミクロン （キロミクロン）	VLDL	LDL	HDL
密　度	低い ──────────────────────────────→ 高い			
主に運ぶ脂質	トリアシルグリセロール	トリアシルグリセロール	コレステロール	コレステロール
運ぶ方向	小腸→全身→肝臓	肝臓→末梢組織	肝臓→末梢組織	末梢組織→肝臓
役　割	食物由来の脂質を運搬する	肝臓で合成された脂質を末梢組織に運搬する	コレステロールを末梢組織に運搬する	末梢組織の余分なコレステロールを肝臓へ運搬する

脂質とタンパク質の複合体を，リポタンパク質という．脂質は水に溶けないので血液中では，リポタンパク質として運搬される．

図3.4-5 ●ケトン体の合成

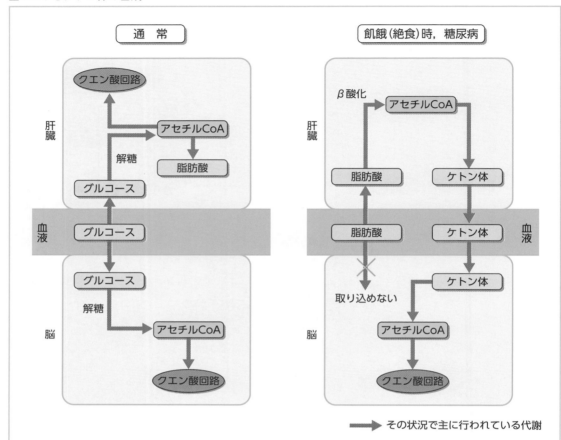

通常はグルコースを利用してエネルギーを得ている（左）．飢餓時には主に脂肪酸がエネルギー源として使われ，肝臓ではクエン酸回路が十分機能できないため，ケトン体合成が増加する（右）．ケトン体は脳や筋肉のエネルギー源となる．

5 アミノ酸の代謝

ワンポイントチェック！

タンパク質は，アミノ酸がつながったものである．消化の過程でアミノ酸にまで分解されて吸収される．アミノ酸は体構成タンパク質の合成などに利用されるほか，分解されてエネルギー源となったり，糖新生の材料分子として利用されたりする．

図3.5-1 ●アミノ酸代謝の概要

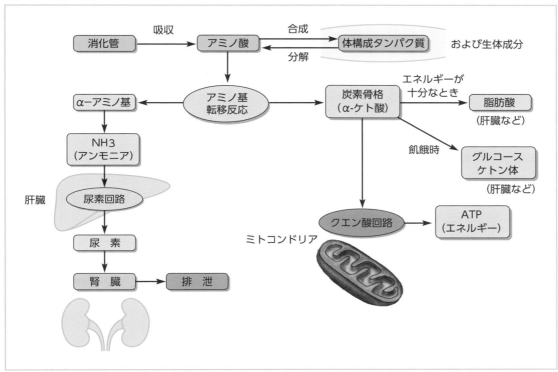

◆◆ 要点整理 ◆◆

〔 〕に適する語を次頁の選択肢から選び，文を完成させよう．

□□ 1. アミノ酸を構成する元素には，糖や脂肪酸と共通のC，H，Oのほか，N〔   〕がある．

□□ 2. Nはアミノ酸の〔1   〕基に必ず含まれる元素であり，これを含む部分をアミノ酸から取り除くことをアミノ基転移反応という．この反応は，アミノ酸を分解したり，アミノ酸から糖や脂肪酸を合成したりするのに必要で，〔2   〕という酵素が

関与している．この酵素の中には，AST（GOT）やALT（GPT）のように臨床診断の指標として利用されるものがある．

□□ 3. アミノ酸から取り出されたNを含む部分は，次の反応で〔1　　　　　　　〕となる．これは有害な物質なので，肝臓の代謝経路で〔2　　　　　　　〕に変えられるが，肝硬変などにより肝機能が低下すると，高アンモニア血症を発症することもある．

□□ 4. アミノ酸のアミノ基が除かれた炭素骨格〔　　　　　　　〕（2-オキソ酸）は，最終的にクエン酸回路に入ってエネルギー産生に利用される．肝臓では，エネルギーが十分あるときには脂肪酸の合成に，飢餓時にはグルコースやケトン体の合成に利用される．

□□ 5. 飢餓時に血糖値が低下すると，主に〔　　　　　　　〕のタンパク質を分解し，得られたアミノ酸をグルコースにつくり変え，血糖として利用する．

□□ 6. タンパク質を分解する細胞小器官は，〔　　　　　　　〕である．

□□ 7. ピルビン酸，オキサロ酢酸などに変換されてからクエン酸回路へ入るアミノ酸を〔1　　　　　　　〕アミノ酸という．飢餓時の肝臓では，代謝されて〔2　　　　　　　〕に変換される．

□□ 8. ロイシン，リシンのように，アセチルCoAに変換されてからクエン酸回路に入るものを〔　　　　　　　〕アミノ酸という．飢餓時の肝臓では，代謝されてケトン体に変換される．

□□ 9. 赤血球に含まれるヘモグロビンのヘムは，〔1　　　　　　　〕で分解されて，〔2　　　　　　　〕となり，肝臓から胆汁成分として小腸に排泄される．肝臓や胆道の疾患により血液中の〔2〕の濃度が高くなると，皮膚が黄色くなる場合がある．

| 選択肢 | 窒素　　硫黄　　アンモニア　　尿素　　アミノ　　肝臓　　筋肉
ビリルビン　　α-ケト酸　　アミノトランスフェラーゼ　　ケト原性
糖原性　　脾臓　　リボソーム　　リソソーム　　グルコース | |

6 タンパク質と核酸の代謝

ワンポイントチェック！

　タンパク質を合成するということは，アミノ酸をどのように並べるかということでもある．タンパク質の合成では，核酸（DNA，RNA）が重要なはたらきをしている．核内のDNAには，タンパク質のアミノ酸の配列情報が記載されている．その情報をRNAが写し取って核外にもち出し，その情報に従って，細胞質のリボソームでタンパク質が合成される．

　核酸は，ヌクレオチドが多数直鎖状に結合したものであり，ヌクレオチドは，塩基と五炭糖，リン酸からなる．DNAのヌクレオチドは4種類あり，その並び方によって，タンパク質のアミノ酸の配列情報を伝えている．

◆◆ 要点整理 ◆◆

〔　〕に適する語を次頁の選択肢から選び，文を完成させよう．

□□　1.　タンパク質は，約50個以上のアミノ酸が〔　　　　　　　　〕結合した物質である．

□□　2.　タンパク質の合成は，細胞の中の〔　　　　　　　〕で行われる．

□□　3.　DNAを構成する塩基は，アデニン，グアニンと〔　　　　　　　〕，シトシンである．

□□　4.　RNAを構成する塩基は，アデニン，グアニンと〔　　　　　　　〕，シトシンである．

□□　5.　ヌクレオチドは，〔　　　　　　　〕の種類によってプリンヌクレオチドとピリミジンヌクレオチドに分けられる．プリンヌクレオチドなどのプリン骨格をもつ物質は，プリン体と呼ばれる．

□□　6.　ピリミジンヌクレオチドは，最終的には〔　　　　　　　〕，二酸化炭素，β-アラニンなどに分解される．

□□　7.　プリンヌクレオチドは，最終的には〔¹　　　　　　　〕となって尿中に排泄される．しかし，食物からのプリン体の摂取量が過剰な場合や，プリン体の再利用経路に問題があると排泄が滞り，〔²　　　　　　　〕血症となることがある．

□□　8.　プリンヌクレオチドの代謝系には，キサンチンオキシダーゼという〔¹　　　　　　　〕が関与している．キサンチンオキシダーゼの阻害薬は，〔²　　　　　　　〕の治療に用いられている．

選択肢	ペプチド　　カルボキシル　　ミトコンドリア　　リボソーム　　窒素
	チミン　　塩基　　ピリミジン　　ウラシル　　リン酸　　酵素
	リボヌクレオチド　　二酸化炭素　　ビリルビン　　アンモニア　　尿酸
	高ビリルビン　　高尿酸　　痛風　　胃潰瘍　　フッ素

図3.6-1 ●ヌクレオチド代謝の概要

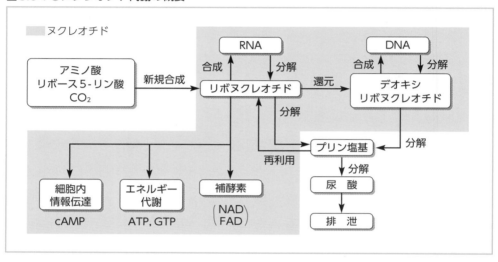

4章

エネルギー代謝

1　エネルギー代謝に関わる器官と臓器

ワンポイントチェック！

　私たちは毎日食事をし，食べたものを材料にして体の構成成分や生命活動に必要なエネルギーをつくっている．食事から得た栄養素のうち「すぐには使わない」が「もっておきたい」エネルギー源は蓄えられる．それらは長時間食事ができない（エネルギー源の供給が減る，途絶える）ときに使われる．状況に応じて，生体内でエネルギーの獲得・消費・貯蔵を行うために，肝臓，筋肉，脂肪組織などのさまざまな臓器が役割を分業している．

　臓器ごとに行われている主要な代謝過程が協調するように調節しているのが，インスリンやグルカゴンなどのホルモンである．

◆ 要点整理 ◆

〔　〕に適する語を次頁の選択肢から選び，文を完成させよう．

□□　1.　食物由来のグルコースは，各臓器でエネルギー源として使われ，余ったものは〔¹　　　　　　〕というホルモンの作用で，〔²　　　　　　〕の形に変えられて蓄えられる．

□□　2.　さらに過剰となったグルコースは，〔　　　　　　　〕とも呼ばれる中性脂肪に変えられ，脂肪組織に蓄えられる．

□□　3.　肝臓や筋肉では，グルコースは〔　　　　　　　〕に利用されエネルギー源となるとともに，形を変えて貯蔵される．

□□　4.　数時間の絶食では，まず〔　　　　　　〕に蓄えられていたグリコーゲンの分解によって血糖値が維持される．

□□　5.　血糖値を上昇させるホルモンには，〔¹　　　　　　〕や〔²　　　　　　〕，糖質コルチコイドなどがある．

□□　6.　絶食時，貯蔵脂肪由来の遊離脂肪酸は肝臓に運ばれ，アセチルCoAを経て〔　　　　　　〕となり，再び血液中に放出されてほかの臓器のエネルギー源として利用される．

□□　7.　筋肉のタンパク質は，〔　　　　　　　　　〕というホルモンの作用で分解が活性化され，
　　　　アミノ酸として血液を介して肝臓に運ばれ，糖新生の材料となる．

選択肢	グリコーゲン　　グルコース　　トリアシルグリセロール　　アミノ酸 解糖　ケトン体　肝臓　筋肉　　グルカゴン　　アドレナリン インスリン　　糖質コルチコイド

図4.1-1 ●摂食時における臓器間の代謝のつながり

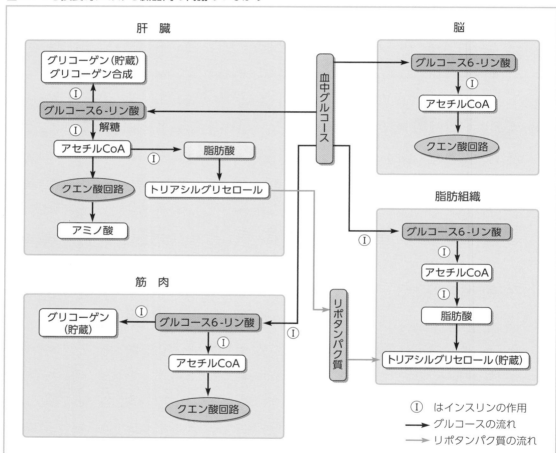

摂食時には，食事由来のグルコースは各臓器でエネルギー源として使われるほか，余ったグルコースはインスリンの作用で，肝臓や筋肉ではグリコーゲンとして，脂肪組織ではトリアシルグリセロール（中性脂肪）として蓄えられる．

図4.1-2 ●絶食時における臓器間の代謝のつながり

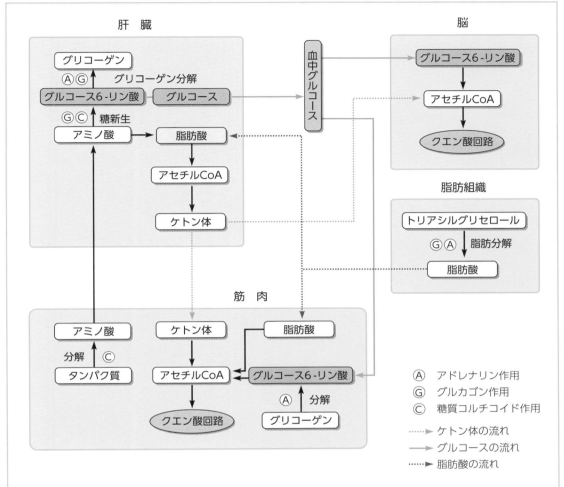

絶食時には，食事からのグルコースがないため，肝臓ではグルコースを供給する代謝に進む．脳以外の各組織では，蓄えてあったグリコーゲンや脂肪を利用し，エネルギーを得る．

◆ トレーニング ◆

正しいものには ○ を，誤っているものには × を記入しよう．

□□　1.　〔　　〕余ったグルコースは，グリコーゲンに変えられて，脂肪組織などに蓄えられる．

□□　2.　〔　　〕体内に蓄えられるグリコーゲンの量には限りがないが，一部は中性脂肪に変えられて蓄えられる．

□□ 3. 〔　〕筋肉はグルコースから，トリアシルグリセロールやコレステロールなどの脂質を合成する．

□□ 4. 〔　〕合成されたトリアシルグリセロールやコレステロールなどの脂質は，そのまま血中に放出される．

□□ 5. 〔　〕絶食時にはすべての組織で，脂肪組織に蓄えてあった脂肪を利用し，エネルギーを得る．

□□ 6. 〔　〕長時間の絶食では，筋肉のタンパク質の分解が活発になる．

□□ 7. 〔　〕筋肉のグリコーゲンは，分解されて血糖に利用されることはない．

□□ 8. 〔　〕絶食が続くと，腎臓からも血糖が供給される．

◆▶ 実力アップ ◆▶

以下の問いに答えよ．

□□ 1. 脂肪の合成を促進するのはどれか．　　　　　　　　　　　　　　〔　　　〕
　　1. インスリン
　　2. グルカゴン
　　3. アドレナリン
　　4. 糖質コルチコイド

□□ 2. インスリン作用が低下したときに促進するのはどれか．　　　　　〔　　　〕
　　1. 筋肉でのグリコーゲン合成
　　2. 肝臓での脂肪合成
　　3. 筋肉でのタンパク合成
　　4. 肝臓でのケトン体産生

2 食品のエネルギー

ワンポイントチェック！

　食品中の栄養素は，生体内で分解された後，体を構成する成分となるほか，エネルギー源としても利用されている．どれくらいのエネルギー源となるかは，栄養素ごとに異なる．

　なお，栄養学では kcal（キロカロリー）と kJ（キロジュール）の二つの単位が使用されているが，日本では，kcal が一般的である．1kcal は 4.18kJ に相当する．

◆ 要点整理 ◆

【1】　〔　　〕に適する語を下の選択肢から選び，文を完成させよう．

□□　1.　食品のもつエネルギーを測定する方法には，物理的燃焼値を測る方法と，生理的燃焼値を測る方法がある．物理的燃焼値は〔　　　　　　　　　　〕を用いて，食品を完全燃焼させて測定される．生理的燃焼値は，体内で食品から得られるエネルギー量である．

□□　2.　食品のもつ栄養素のすべてが消化・吸収されるわけではないので，生理的燃焼値は物理的燃焼値よりも〔　　　　　　〕なる．

□□　3.　栄養素1g当たりの生理的燃焼値を〔¹　　　　　　　　　〕といい，小数点以下の数値を伴って表される．これをさらに整数化し，実用化したものを〔²　　　　　　　　　〕という．

□□　4.　三大栄養素でエネルギー源として最も効率がよいのは，〔　　　　　　　〕である．

選択肢	脂質　糖質　炭水化物　タンパク質　多く　少なく　体重計 ルブナーの指数　アトウォーターの換算係数　ボンブカロリーメータ

図4.2-1 ●食物のもつエネルギーの流れ

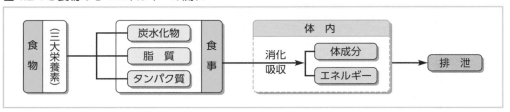

【2】〔　　　〕に適する語を下の選択肢から選び，文を完成させよう．

表4.2-1 ●三大栄養素のエネルギー値（kcal/g）

栄養素	物理的燃焼値	生理的燃焼値	
	ボンブカロリーメータ	ルブナーの指数	アトウォーターの係数
1	4.10	4.1	4
2	5.65	4.1	4
3	9.45	9.3	9

選 択 肢	糖質　脂質　塩分　カロリー　ビタミン　タンパク質 炭水化物　カルシウム　カリウム

3 エネルギーの代謝・消費とその測定

ワンポイントチェック！

　生体内に取り入れられた食品の栄養素を代謝するときに生じるエネルギーを用いて，ATP（アデノシン三リン酸）が合成される．このATPを分解する際に放出されるエネルギーは，生命維持や身体活動のために利用される．このようなエネルギーの流れの過程を，エネルギー代謝という．体内で消費されたエネルギーは，最終的には熱エネルギーとなって放出される．

◆◆ 要点整理 ◆◆

【1】〔　〕に適する語を次頁の選択肢から選び，文を完成させよう．

□□　1. 基礎代謝量とは，生命を維持するために〔　　　　　　　〕必要なエネルギー量を指す．

□□　2. 1日の基礎代謝量は，〔　　　　　　〕×体重の式で求められる．

□□　3. 身体活動に伴い，人の消費エネルギーは増える．このエネルギー量を〔¹　　　　　　〕という．座って静かに休息している状態で消費されるエネルギー量は〔²　　　　　　〕という．1日の総エネルギー消費量は前記の〔1〕＋〔2〕で求められる．

□□　4. 身体活動時エネルギー消費量は，身体活動のためだけのエネルギー代謝量のことで，その人の〔　　　　　　〕によっても異なる．

□□　5. ATPが生体内で分解されて〔　　　　　　　〕となり，エネルギーが放出される．そのエネルギーは，生命維持や身体活動のために使われる．

□□　6. METs（メッツ）は，身体活動によるエネルギー消費量が，〔　　　　　〕の代謝量の何倍に当たるかを示しており，身体活動の激しさ（強度）を表す目安となっている．

□□　7. 個々の身体活動のエネルギー消費量は，METs×運動時間×〔　　　　　　〕の式で簡単に求められる．

□□　8. 日常生活の身体活動レベルは，1日の総エネルギー消費量を1日当たりの基礎代謝量で除して求められ，成人では大きく三段階に区分されている．Ⅰ（低い：数値〔¹　　　　〕〜1.60）は座位中心の生活や静的な活動のレベル，Ⅱ（ふつう：数値1.60〜1.90）は座位中心だが，ある程度の移動や立位を含む生活，軽いスポーツのレベル，Ⅲ（高い：数値1.90〜〔²　　　　〕）は移動や立位の多い生活，活発なスポーツのレベルである．

□□ 9. 1日に必要な推定エネルギー必要量は，基礎代謝量×〔　　　　　　　　〕の式で求められる．

□□ 10. 基礎代謝量 1,150kcal/ 日で，身体活動レベルⅡ（ふつう：1.75）の成人女性の1日の消費エネルギー量は，〔　　　　　　〕kcal である．

選択肢	最小限　　最大限　　安静時代謝量　　基礎代謝量　　TCA（トリカルボン酸） ADP（アデノシン二リン酸）　　身体活動時エネルギー消費量　　1.00 1.40　　2.20　　3.20　　座位安静時　　睡眠時　　体重　　肥満度 基礎代謝基準値　　身体活動レベル　　約2,000　　約1,000　　約700

【2】 〔　　〕に適する語を下の選択肢から選び，文を完成させよう．

表4.3-1 ●基礎代謝に影響する因子

影響する因子	基礎代謝量		
性	1 □	> 2 □	
年　齢	1～2歳で最高（単位体重当たり）．加齢に伴い 3 □ ．		
体　格	体重および体表面積に比例． 4 □	> 5 □	
環境温度	冬および寒冷地で高くなる．		
体　温	体温の高い人ほど 6 □ ． 発熱時も高くなる．		
栄養状態	低栄養で低くなる．		
労働状態	身体活動レベルと比例する．		
内分泌	甲状腺ホルモン・副腎皮質ホルモン・副腎髄質ホルモン分泌亢進で 7 □ ．		
妊　娠	妊娠後半10～25％増加．		
月　経	月経中は 8 □ ． 月経3～5日前に 9 □ ．		

選択肢	女性　　男性　　増加　　減少　　筋肉質　　肥満型　　高い　　低い 最高　　最低　　下降　　上昇

5章

遺伝情報

1　遺伝情報とは

ワンポイントチェック！

「ヒト」は，たった一つの細胞（受精卵）が分裂を繰り返してできた約37兆個もの細胞で構成されている．それらの細胞には，「ヒト」をつくるための全情報が含まれている．その情報を遺伝情報という．

図 5.1-1 ● 遺伝情報の発現

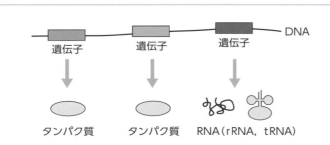

DNAの遺伝情報のうち，タンパク質やrRNA，tRNAになる情報がある部分を遺伝子という．遺伝子と遺伝子の間には役割のよくわかっていない領域がある．

◆◆ 要点整理 ◆◆

〔　〕に適する語を次頁の選択肢から選び，文を完成させよう．

□□　1.　遺伝情報は，細胞内の〔　　　　　　　〕に記録されている．

□□　2.　核酸にはDNAとRNAがあり，それらは〔　　　　　　　〕が鎖状につながった構造をしている．DNAは2本のポリヌクレオチド鎖からなるが，RNAは1本のポリヌクレオチド鎖である．

□□　3.　核内では，DNAはタンパク質と結合して〔　　　　　　　〕という構造をつくっている．

□□　4.　クロマチンは，細胞分裂期には凝集して太く短いひも状の〔　　　　　　　〕となる．

□□ 5. 生殖細胞に含まれる染色体の全遺伝情報を〔　　　　　　〕という．ヒトの体細胞の場合，父方および母方由来の合計2セットのゲノムをもつ．

選択肢	DNA　　RNA　　クロマチン　　染色体　　遺伝子　　ゲノム ヌクレオチド　　ヌクレオソーム　　タンパク質

◆▶ トレーニング ◀◆

正しいものには ○ を，誤っているものには × を記入しよう．

□□ 1. 〔　　〕DNAは，二重らせん構造を形成している．

□□ 2. 〔　　〕DNAの全遺伝情報のうち，タンパク質やRNAになる情報をもっている部分を遺伝子というが，それは全DNAのわずか1～2％にすぎない．

□□ 3. 〔　　〕核内のDNAは，ヒストンと呼ばれるタンパク質に巻き付き，さらに規則的に積み重なってクロマチンというコンパクトな構造をつくっている．

□□ 4. 〔　　〕ヒトの体細胞は21対，42本の染色体をもっている．

図5.1-2 ● 真核生物のDNAの折り畳み構造

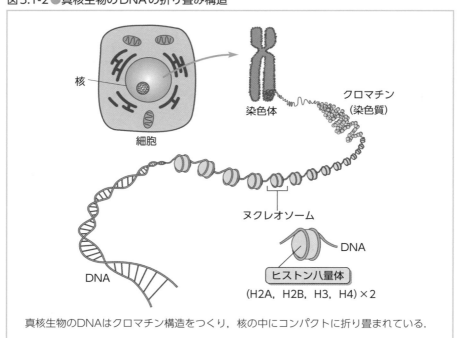

真核生物のDNAはクロマチン構造をつくり，核の中にコンパクトに折り畳まれている．

2　複製

ワンポイントチェック！

　複製とは，2本鎖DNA（親DNA）を基にして全く同じ2本鎖DNA（娘DNA）を2組つくり出す過程を指す．複製後，細胞は分裂し，元の細胞と同じDNAをもつ細胞が二つできる．

◆ 要点整理 ◆

〔　〕に適する語を下の選択肢から選び，文を完成させよう．

□□　1.　DNAから全く同じDNAを2組つくり出す過程を，DNAの〔　　　　　　　〕という．

□□　2.　DNAの複製では，まずDNAの2本鎖がほどけ，鋳型となる1本鎖DNAの塩基と相補的な塩基をもつ〔　　　　　　　〕が順番に運ばれてくる．それらがつなぎ合わされて，新しいDNA鎖がつくられる．

□□　3.　細胞分裂に先立ってDNAが複製されるとき，2本鎖DNAのそれぞれの鎖を鋳型として新しい鎖がつくられ，元と全く同じ2本鎖DNAが2組つくられる．このような仕組みを〔　　　　　　　〕という．

選択肢	転写　　複製　　翻訳　　デオキシヌクレオチド　　ヌクレオソーム 半保存的複製　　保存的複製　　メモリ　　記憶

◆ トレーニング ◆

正しいものには ○ を，誤っているものには × を記入しよう．

□□　1.　〔　　〕ヒトを構成するすべての体細胞は，全く同じDNAをもっている．

□□　2.　〔　　〕DNAの複製では，鋳型となる1本鎖DNAの塩基配列と，全く同じ塩基配列をもつ1本鎖DNAが新生される．

□□　3.　〔　　〕2本鎖DNAがほどけ，それぞれのDNA鎖を鋳型として新しいDNA鎖がつくられる複製を，相補的複製という．

□□　4.　〔　　〕DNAの塩基には，アデニン，ウラシル，グアニン，シトシンの四種類がある．

図5.2-1 ●DNA複製モデル

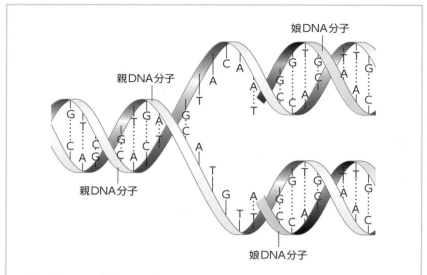

2本の鎖はそれぞれ新しく合成されるDNAの鋳型としてはたらく．複製が終わると，親DNA分子と同じ塩基配列をもった二つの娘DNA分子ができる．複製時以外DNAの塩基は，らせんの内側で対向し，水素結合（…で表す）で結ばれている．

図5.2-2 ●半保存的複製

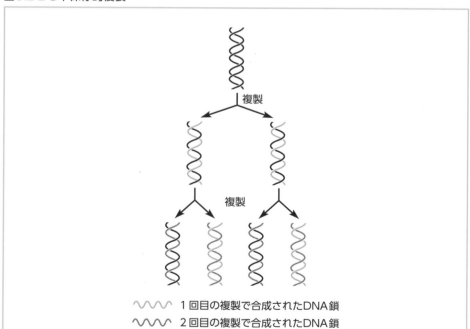

複製されたDNAは常に1本が鋳型となった鎖，1本が新しく合成された鎖からなっている．

3 転写

ワンポイントチェック！

　DNAの遺伝情報をRNAに写し取る過程を転写という．転写はRNAポリメラーゼという酵素によって進行する．

◆ 要点整理 ◆

〔　〕に適する語を下の選択肢から選び，文を完成させよう．

□□　1.　DNA上の遺伝情報の一部を読み取って，〔¹　　　　　　　〕が合成される過程を〔²　　　　　　〕という．

□□　2.　RNAの塩基には，アデニン，ウラシル，グアニン，シトシンの四種類がある．その中で，DNAのアデニンに対応する塩基は〔　　　　　　　　〕である．

□□　3.　遺伝情報に基づくタンパク質の合成では，mRNA，tRNA，rRNAの三つのRNAが関与する．その中で，DNAからタンパク質の遺伝情報を写し取ってリボソームに伝えるRNAは〔　　　　　　〕である．

□□　4.　遺伝子にはタンパク質合成に関与しない塩基配列が含まれている．この部分を〔　　　　　　　〕という．

選択肢	グアニン　　ウラシル　　チミン　　アデニン　　イントロン　　RNA
	tRNA　　mRNA　　転写　　変異

◆ トレーニング ◆

正しいものには ○ を，誤っているものには × を記入しよう．

□□　1.　〔　　〕RNAポリメラーゼがDNAに沿って移動し，DNA鎖の一方を鋳型にして相補的なRNA鎖を合成する．

□□　2.　〔　　〕DNAの4種類ある塩基には，それぞれに対応する相補的なRNAの塩基がある．

□□ 3. 〔　〕mRNA 前駆体（hnRNA）からイントロンを取り除く過程を，スクリーニングという．

□□ 4. 〔　〕mRNA 前駆体（hnRNA）からタンパク質のアミノ酸配列を指示する部分だけを残したものを，tRNA という．

□□ 5. 〔　〕転写は，主に細胞の核内で行われる．

□□ 6. 〔　〕DNA には，遺伝子の発現を調節する部分がある．

図 5.3-1 ●転写の過程

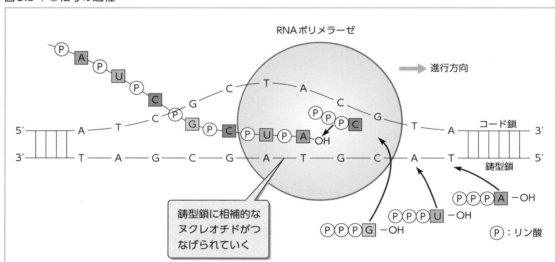

RNA ポリメラーゼは DNA に沿って移動し，一方の鎖を鋳型（鋳型鎖）として，これに相補的な RNA 鎖を合成する．鋳型鎖と合成された RNA は相補的なので，コード鎖（タンパク質の遺伝情報をもつ DNA 鎖）と RNA は，T（チミン）が U（ウラシル）に変化した以外は同じ塩基配列である．

図5.3-2 ●転写の基本的な機構

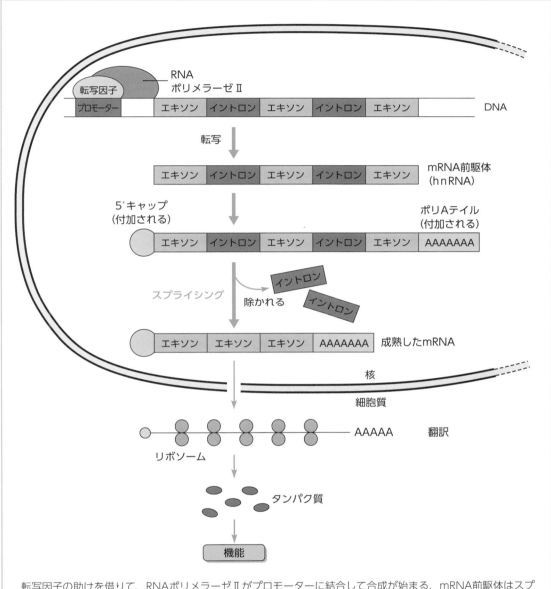

転写因子の助けを借りて，RNAポリメラーゼⅡがプロモーターに結合して合成が始まる．mRNA前駆体はスプライシングによってイントロンが除かれ，成熟したmRNAになる．

4　翻 訳

　　mRNAの遺伝情報をもとにしてアミノ酸がつながり，タンパク質を合成する過程を翻訳という．

◆◆ 要点整理 ◆◆

〔　〕に適する語を下の選択肢から選び，文を完成させよう．

☐☐ 1. mRNAの塩基配列をもとに，タンパク質が合成される過程を〔　　　　　　　　〕という．

☐☐ 2. mRNAの塩基配列は，鋳型となった〔　　　　　　　　〕鎖と相補的である．

☐☐ 3. mRNAの連続した〔1　　　　　　　　〕個の塩基の配列は，一つの〔2　　　　　　　　〕に読み替えられる．

☐☐ 4. アミノ酸へ読み替えられる連続した3個の塩基の並び方を，〔　　　　　　　　〕という．

☐☐ 5. 翻訳にはmRNA以外に，アミノ酸を〔1　　　　　　　　〕結合でつなぎ，タンパク質を合成する場である〔2　　　　　　　　〕などが関わる．

☐☐ 6. 翻訳において材料となるアミノ酸をリボソームに運搬するのは〔1　　　　　　　　〕で，mRNAのコドンを認識する連続した3個の塩基からなる〔2　　　　　　　　〕をもつ．

☐☐ 7. リボソームの成分として，タンパク合成の場で働くRNAは〔　　　　　　　　〕である．

選択肢	翻訳　　転写　　mRNA　　DNA　　tRNA　　rRNA　　3　　4
	アミノ酸　　ペプチド　　コドン　　アンチコドン　　リボソーム

◆◆ トレーニング ◆◆

正しいものには ○ を，誤っているものには × を記入しよう．

☐☐ 1. 〔　〕コドンは4種類の塩基で構成されているため，全部で $4 \times 3 = 12$ 種類ある．

☐☐ 2. 〔　〕コドンによって，タンパク質合成に使われる20種類のアミノ酸が規定されている．

□□ 3. 〔 〕すべてのコドンは，それぞれ合成するタンパク質の種類を示している．

□□ 4. 〔 〕アミノ酸自体には，mRNAのコドンを読み取る機能はない．

□□ 5. 〔 〕tRNAの末端には，アンチコドンに対応する特定のアミノ酸が結合する．

□□ 6. 〔 〕RNAの中には，遺伝子の発現を調節するものがある．

図5.4-1 ● DNA，mRNA，タンパク質の関係

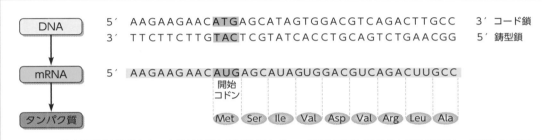

mRNAの塩基配列は鋳型となったDNA鎖と相補的である．mRNAに写し取られた遺伝情報は，連続した三つの塩基を1組にして一つのアミノ酸に読み替えられる．AUGはタンパク質合成の開始とメチオニン（Met）を規定する二つの情報をもつコドンである．

図5.4-2 ● タンパク質合成の過程

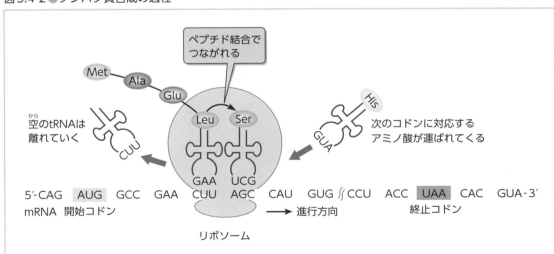

リボソームの上では，コドンに対応するtRNAによって次々と運ばれてくるアミノ酸がペプチド結合でつながれ，タンパク質が合成される．合成は終止コドン（UAA，UAG，UGA）に出合うまで続けられる．タンパク質合成は開始コドン（AUG）から始まるため，合成されるタンパク質の最初のアミノ酸は必ずメチオニンである．ただし，このメチオニンはタンパク質合成が終了したときに除かれることが多い．

5　遺伝子の変化（変異）

─ワンポイントチェック！■

複製時のミスをはじめ，さまざまな環境的な要因によって，DNAの塩基配列は変化する．その変化のほとんどは修復されるが，修復されない場合は疾患につながることがある．

◆ 要点整理 ◆

〔　〕に適する語を下の選択肢から選び，文を完成させよう．

□□　1.　遺伝子の異常が発病と直接結びつき，親から子へ遺伝する疾患を〔　　　　　　〕という．

□□　2.　DNA上にある一つの塩基に変異が起こると，そこに情報をもつタンパク質の〔　　　　　　〕配列に変化が生じることがある．

□□　3.　遺伝子に変異をもった細胞が，周囲の細胞と分かれて無秩序に増殖するようになると，〔¹　　　　　　〕や〔²　　　　　　〕となる．

□□　4.　遺伝子の変異が原因となって代謝に異常を来す場合を〔　　　　　　〕という．

選 択 肢	アミノ酸　　塩基　　腫瘍　　がん　　遺伝病　　肥満　　先天性代謝異常 遺伝子多型　　プリン体

図5.5-1 ●DNAの変異

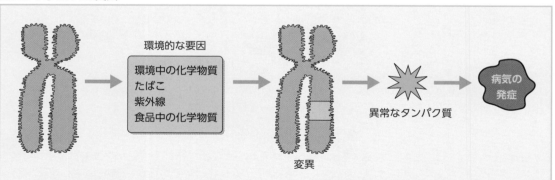

さまざまな環境的な要因（環境中の化学物質，たばこ，紫外線，食品中の化学物質など）によって DNA が変異を起こし，それが修復されないままになってしまうと疾患につながることがある．

◆◆ トレーニング ◆◆

正しいものには ○ を，誤っているものには × を記入しよう．

□□　1.　〔　　〕DNAの塩基配列の変異により，ナンセンス変異，ミスセンス変異，欠失，挿入などが起こる．

□□　2.　〔　　〕DNAの塩基配列の変異はすべて，アミノ酸の配列に変化を生じさせる．

□□　3.　〔　　〕DNAの変異が生殖細胞で起こると，遺伝子の異常が子孫に伝わることになる．

□□　4.　〔　　〕喫煙によって，遺伝子が変化する場合がある．

memo

栄養ケアとマネジメント

1　食事摂取基準など食品の分類・基準

■ ワンポイントチェック！ ■

　人々が健康的な食生活を送ることができるよう，食品に関しては，さまざまな分類や基準が設けられている．代表的なものには「日本人の食事摂取基準」がある．これは健康増進法に基づき厚生労働大臣が定めるもので，人々の健康の保持・増進を図る上で，摂取することが望ましいエネルギーおよび栄養素の量の基準を示している．

◆◆ 要点整理 ◆◆

〔　　〕に適する語を次頁の選択肢から選び，文を完成させよう．

□□　1.　「日本人の食事摂取基準」は，〔　　　　　　　　〕年ごとに改定される．

□□　2.　「日本人の食事摂取基準」では，健康の保持・増進のために必要な食品摂取を知るために，推定エネルギー〔　　　　　　　　〕を設定している．

□□　3.　「日本人の食事摂取基準」では，栄養素について，五つの指標を設けている．〔1　　　　　　　〕は，ある集団の人の50％が必要量を満たすと推定される1日摂取量である．〔2　　　　　　　〕は，ある集団の人のほとんど（97～98％）が必要量を満たすと推定される，1日の摂取量である．この二つの指標を設定できない栄養素については，ある集団の人が良好な栄養状態を保つための量を示すため，〔3　　　　　　〕が設けられている．このほか，耐用上限量と生活習慣病の一次予防を目的とする〔4　　　　　　　〕がある．

□□　4.　「日本人の食事摂取基準2020年版」では，エネルギーの摂取量・消費量のバランスの維持を示す指標として〔　　　　　　　〕が使われている．

□□　5.　「日本人の食事摂取基準2020年版」では，策定目的に，〔　　　　　　　〕と生活習慣病の予防の両方に配慮する必要があることが加わった．

□□　6.　国民の健康の維持，増進を図り，また食料の安定供給を確保するため，国民が日常摂取する食品の成分に関する基礎データを表の形で提供しているのが，〔　　　　　　　〕である．

□□ 7. 日本食品標準成分表については，現在，〔　　　　　　　　　　〕が使用されている．

| 選択肢 | 3　5　10　目安量　目標量　推奨量　推定平均必要量
必要量　Kcal　生活習慣病　栄養失調　日本食品標準成分表
食品交換表　七訂増補日本食品標準成分表　摂取量　BMI |

◆ トレーニング ◆

正しいものには ○ を，誤っているものには × を記入しよう．

□□ 1. 〔　　〕食事摂取基準は，給食管理など集団の食事管理にだけ用いられる．

□□ 2. 〔　　〕日本食品標準成分表は，食品の栄養量を可食部（食品全体から食べられない部分を差し引いた分）10g 当たりで示している．

□□ 3. 〔　　〕病者用食品，妊産婦・授乳婦用粉乳，乳児用調製粉乳，嚥下困難者用食品，特定保健用食品などを総合栄養食品という．

□□ 4. 〔　　〕食品はバランスよく摂取するために，含まれている栄養素によって，3群・4群・6群・18群などの分類法がある．

□□ 5. 〔　　〕「日本人の食事摂取基準 2020 年版」で，18 ～ 49 歳で目標とする BMI の範囲は 21.5 ～ 24.9 である．

□□ 6. 〔　　〕「日本人の食事摂取基準 2020 年版」では，タンパク質の総エネルギーに占める割合の目標量は，男性・女性とも 13 ～ 20％となっている．

□□ 7. 〔　　〕「日本人の食事摂取基準 2020 年版」では，炭水化物の総エネルギーに占める割合の目標量は，男性・女性とも 50 ～ 65％となっている．

□□ 8. 〔　　〕「日本人の食事摂取基準 2020 年版」では，脂質の総エネルギーに占める割合の目標量は，男性・女性とも 40 ～ 50％となっている．

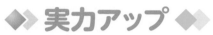

◆▶ 実力アップ ◀◆

以下の問いに答えよ.

□□ 1. 「日本人の食事摂取基準2020年版」において,18歳以上の男女とも摂取量の減少を目指しているのはどれか.　　　　　　　　　　　　〔　　　　〕

　　1. ナトリウム
　　2. カリウム
　　3. 食物繊維
　　4. カルシウム

memo

---

2 栄養アセスメント

　医療機関では，医師・看護師・管理栄養士などで構成される栄養サポートチーム（NST）による栄養療法が広く行われるようになっている．栄養状態をアセスメントする目的は，①健康状態の維持に影響があるかないかを判断し，また，②疾病との関連の有無を判断して，③栄養状態を最良にするために，予防・維持・改善策のいずれが必要かを考えることである．

◆ 要点整理 ◆

【1】 栄養評価法について，〔　　〕に適する語を下の選択肢から選び，文を完成させよう．

□□ 1. 栄養スクリーニングは〔¹　　　　　　　〕栄養評価法（SGA）と，〔²　　　　　　　〕栄養評価法（ODA）を併用して行う．

□□ 2. SGAでは，〔¹　　　　　　　〕の変化，〔²　　　　　　　〕の変化．消化器症状などを指標にする．

□□ 3. ODAでは，〔¹　　　　　　　〕，血液・尿生化学検査，〔²　　　　　　　〕検査などのデータに基づき評価する．

選択肢	体重　　身長　　胸囲　　免疫能　　客観的　　多角的　　主観的包括的
	食事摂取　　身体計測

【2】 身体計測について，〔　　〕に適する語を次頁の選択肢から選び，文を完成させよう．

□□ 1. 体重変化の評価では，6カ月間で〔　　　　　　　〕％以上の増減がある場合は注意が必要である．

□□ 2. 体格指数（BMI）が高くなると，高血圧や糖尿病，脂質異常症など，〔　　　　　　　〕にかかりやすい．

□□ 3. 日本肥満学会の定める理想的なBMI値は〔　　　　　　　〕である．

□□ 4. 全身の体脂肪量は，〔¹　　　　　　　〕を測定し，基準値と比較して推定する．測定部位で最もよく用いられるのは〔²　　　　　　　〕である．

選択肢	皮下脂肪厚	体水分量	上腕二頭筋	上腕三頭筋	生活習慣病
	10　15　20　22　26　胸囲　腹囲				

【3】 栄養アセスメントに用いる臨床検査について，〔　　〕に適する語を下の選択肢から選び，文を完成させよう．

☐☐　1.　血清中にはアルブミン，グロブリンと総称されるタンパク質が含まれ，免疫グロブリン以外のほとんどが〔　　　　　　〕で合成されている．

☐☐　2.　血清総タンパク（TP）が高値の場合は〔1　　　　　　〕が増加していることが多く，低値の場合は〔2　　　　　〕が低下していることが多い．

☐☐　3.　窒素平衡は，摂取された〔　　　　　〕が有効に利用されたかどうかをみるための指標となる．

☐☐　4.　総リンパ球数（TLC）は栄養状態とよく相関しているが，ウイルス感染などによっても〔　　　　　〕するため，栄養状態の診断時には注意が必要である．

選択肢	肝臓　B細胞　T細胞　カルシウム　タンパク質　グロブリン
	アルブミン　増加　減少　膵臓　小腸

◆ トレーニング ◆

【1】 栄養アセスメントに用いる計算式について，〔　　〕に適する語を下の選択肢から選び，文を完成させよう．

☐☐　1.　〔　　〕BMI（体格指数）は，体重$(kg) \div$身長$(cm)^2$

☐☐　2.　〔　　〕標準体重＝身長$(m)^2 \times 22$

☐☐　3.　〔　　〕栄養素の摂取量＝摂取食品重量×日本食品標準成分表の成分値÷100

☐☐　4.　〔　　〕窒素バランス(g/日)＝［摂取タンパク質(g/日)/6.25］－［尿中尿素窒素量(g/日)＋便中総窒素量(g/日)］

☐☐　5.　〔　　〕経静脈栄養の場合の窒素バランス(g/日)＝［アミノ酸投与量(g)/6.25］－［尿中尿素窒素量(g/日)×4/5

☐☐　6.　〔　　〕TLC（総リンパ球数）＝リンパ球(%)×白血球数/100

表6.2-1 ● BMIによる肥満度の判定

	低体重	普通体重	肥満1度	肥満2度	肥満3度	肥満4度
BMI (kg/m²)	18.5未満	18.5以上 25.0未満	25.0以上 30.0未満	30.0以上 35.0未満	35.0以上 40.0未満	40.0以上

日本肥満学会：2016年による

【2】 食事調査について，正しいものには ○ を，誤っているものには × を記入しよう.

□□ 1. 〔　〕食事調査では，食べた物の重量を秤量または目安量から推定し，「日本食品標準成分表」の成分値を用いて計算する.

□□ 2. 〔　〕24時間思い出し法は，値は非常に正確だが，多くの手間と費用がかかる.

□□ 3. 〔　〕陰膳法は，1日分なので比較的容易であるが，摂取した食品名の確認や目安量から重量を推定する必要がある.

【3】 栄養アセスメントでについて，正しいものには ○ を，誤っているものには × を記入しよう.

□□ 1. 〔　〕身長162cm，体重58kgの人のBMIは22.1，肥満度の判定は肥満1度である.

□□ 2. 〔　〕身長174cmの人の理想体重は66.6kgである.

□□ 3. 〔　〕血清総タンパク（TP）の基準値は6.7 ～ 8.1g/dLである.

□□ 4. 〔　〕総リンパ球数（TLC）800 ～ 1,199/μL は軽度栄養障害と診断される.

□□ 5. 〔　〕血清総タンパク（TP）は脱水，肝硬変，骨髄腫などで低値となり，栄養障害，肝疾患，漏出（出血，ネフローゼ症候群，タンパク漏出性胃腸症）などで高値となる.

表6.2-2●目標とするBMIの範囲（18歳以上）[*1, 2]

年齢（歳）	目標とするBMI（kg/m²）
18〜49	18.5〜24.9
50〜64	20.0〜24.9
65〜74[*3]	21.5〜24.9
75以上[*3]	21.5〜24.9

＊1：男女共通．あくまでも参考として使用すべきである．
＊2：観察疫学研究において報告された総死亡率が最も低かった
　　　BMIを基に，疾患別の発症率とBMIの関連，死因とBMIと
　　　の関連，喫煙や疾患の合併によるBMIや死亡リスクへの影響，
　　　日本人のBMIの実態に配慮し，総合的に判断し目標とする
　　　範囲を設定．
＊3：高齢者では，フレイルの予防および生活習慣病の発症予防の
　　　両者に配慮する必要があることも踏まえ，当面目標とする
　　　BMIの範囲を21.5〜24.9kg/m²とした．

◆◆ 実力アップ ◆◆

以下の問いに答えよ．

□□　1．食事における1日のエネルギー摂取量の算出に必要なのはどれか．　　〔　　　〕

　　　1．脈　拍
　　　2．腹　囲
　　　3．標準体重
　　　4．体表面積

3 食文化

ワンポイントチェック！

　何を食べるのか，どのように調理し，どう食べるのかなど，食事にまつわる文化を食文化と呼ぶ．人間の食文化は地域や民族によって多様である．

◆ 要点整理 ◆

〔　〕に適する語を次頁の選択肢から選び，文を完成させよう．

☐☐　1.　日常の食事における主食について，〔¹　　　　　　　〕，〔²　　　　　　　　〕，とうもろこしなど，単一作物を主食としてとる地域がある．

☐☐　2.　その一方で，単一作物では足りなかったり，あるいは栽培できないため，〔　　　　　　　〕を飼育しエネルギーを補ってきた地域もある．

☐☐　3.　精進料理は，仏教の殺生禁止の教えにより，〔　　　　　　　　〕類を使わない菜食を中心とした料理である．

☐☐　4.　第二次世界大戦以降，日本では食糧難から飽食の時代へと進み，穀類（特に米）の摂取が減り，動物性食品や〔　　　　　　　　〕の摂取が著しく増加した．

☐☐　5.　日本では，目標量（1日成人男性7.5g未満，成人女性6.5g未満）とされる〔　　　　　　　〕の摂取量が依然として多く，過剰摂取は高血圧症などに結びつくと考えられている．

☐☐　6.　〔¹　　　　　　　　〕は，1996年の集団食中毒で広く知られた，腸管出血性大腸菌の一つである．感染力が強く人から人へ二次感染を起こすが，アルコールなどの消毒薬や〔²　　　　　　　〕に弱いため，手をよく洗い，アルコールなどの消毒薬を使い，肉類は十分加熱することで予防が可能である．

☐☐　7.　〔¹　　　　　　　〕は牛海綿状脳症とも呼ばれる1986年英国で初めて発見された牛の病気である．牛の脳の組織がスポンジ状になることから，この名が付けられた．新変異型クロイツフェルト・ヤコブ病（vCJD）の発病との関連が疑われているが，発病する確率は極めて〔²　　　　　　　〕とされている．

選択肢	BSE　HIV　O157　腸炎ビブリオ　食塩　小麦　米　家畜 肉　油脂類　熱　大きい　小さい　マラリア　砂糖　魚 糖　食物繊維　ビタミン

◆▶ トレーニング ◀◆

正しいものには ○ を，誤っているものには × を記入しよう.

☐☐　1.　〔　　〕世界各国の料理の食べ方には，① 手づかみで食事をする，② 日本起源の箸を使う，
③フォーク・ナイフ・スプーンを使う，といった習慣の違いがある.

☐☐　2.　〔　　〕本膳料理とは，一汁三菜として汁，主菜，副菜，副副菜だけを食べるもので，日常
食の配膳の仕方として現代に受け継がれている.

☐☐　3.　〔　　〕日本では，縄文時代以前から稲作により，米などの穀類を中心とした食生活が営ま
れていた.

表6.3-1 ●日常食の配膳（一汁三菜）

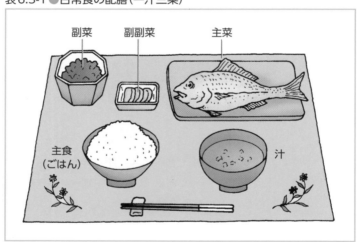

☐☐　4.　〔　　〕第二次世界大戦後には，欧米の食文化流入により，すき焼き，あんぱんなどの和洋
折衷料理が多くつくられ，さかんに食べられるようになった.

☐☐　5.　〔　　〕男女とも，年々，食塩の摂取量は減っていっているが，まだまだ摂り過ぎの傾向に
ある.

□□ 6. 〔　〕不足しがちな栄養成分の補給や健康の維持・増進のために，サプリメントを摂取する人が増加傾向にある．そんな中で，栄養補給の手段をサプリメントのみに頼ったり，特定栄養素の過剰摂取などの問題も出てきている．

□□ 7. 〔　〕日本では，2004年に山口県の養鶏場において飼育されている鶏が鳥インフルエンザに感染していることが確認された．また，2011年には愛知県，宮崎県，鹿児島県でも感染が確認された．ヒトが感染を受けるのは病鳥と近距離で接触した場合，それらの内臓や排泄物に接触するなどした場合が多い．

memo

----

4 運動と栄養

ワンポイントチェック！

　炭水化物・タンパク質・脂質は，食品中の三大栄養素といわれる．これらは生体内で分解され，生命維持や活動のためのエネルギーとなっている．運動量が増えると身体が必要とするエネルギー量が増える．また，生体機能調節のために必要なミネラルやビタミン量も増える．発汗量も増えることから，ミネラルとともに水分も通常より多く必要となる．

図6.4-1 ●三大栄養素の代謝

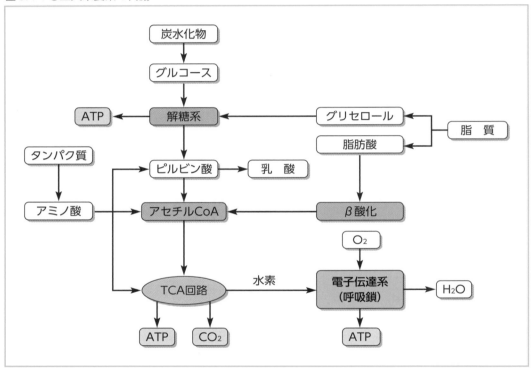

◆◆ 要点整理 ◆◆

【1】 ATPとグリコーゲンについて，〔　　　〕に適する語を次頁の選択肢から選び，文を完成させよう．

□□　1.　ATPとは，〔　　　　　　　　　〕のことで，体内で一時的にエネルギーを蓄えておく物質である．

□□　2.　グリコーゲンは，いわば体内の〔　　　　　　　　〕貯蔵庫である．主に肝臓や筋肉に多く含まれる．

□□　3.　筋グリコーゲンが不足すると，筋肉の〔　　　　　　　　　　〕が困難となる．

□□　4.　肝グリコーゲンが不足すると，血中の〔　　　　　　　　　　〕が低下するほか，脳にも影響を与え，集中力や判断力が低下する．

□□　5.　体内でATPを生成する機構として，大きく分けて無酸素性エネルギー供給機構と〔　　　　　　　　　　〕エネルギー供給機構がある．

□□　6.　運動後は速やかに〔¹　　　　　　　　〕と〔²　　　　　　　　〕を摂取することが，グリコーゲン合成を高めることになる．

□□　7.　ATPの生成過程において，ビタミンB群は，〔　　　　　　　　　　〕として重要な役割をしている．

| 選択肢 | アデノシン二リン酸　　アデノシン三リン酸　　エネルギー　　脂肪
グルコース　　コラーゲン　　収縮　　成長　　有酸素性　　油分
電子伝達　　葉酸　　タンパク質　　炭水化物　　補酵素　　水分 | |

【2】　運動について，〔　　〕に適する語を下の選択肢から選び，文を完成させよう．

□□　1.　無酸素運動とは，〔　　　　　　　　〕な運動で，重量挙げや短距離走などが該当する．

□□　2.　有酸素運動とは，〔　　　　　　　　〕な運動で，長距離走や歩行，ゆっくりとした水泳などが該当する．

□□　3.　運動時には，低張液か等張液で水分を補給する．補給のタイミングは〔　　　　　　　　〕を感じてからでは遅いので，15～20分ごとに行う．

□□　4.　激しい運動を行うと，水分だけでなく，〔¹　　　　　　　　〕や〔²　　　　　　　　〕といったミネラルも多く失う．

□□　5.　〔　　　　　　　　〕運動時には，大量の酸素摂取や筋収縮による炎症で，活性酸素の発生が起こりやすい．

| 選択肢 | 瞬発的　　散発的　　持続的　　口渇感　　焦燥感　　のぼせ感
ナトリウム　　カリウム　　タンパク質　　脂肪　　激しい　　緩やかな | |

【3】 運動と栄養素について, 〔　　〕に適する語を下の選択肢から選び, 文を完成させよう.

□□ 1. ビタミンB₁は, 運動後に不足する〔　　　　　　　　　〕の代謝に必要である.

□□ 2. ビタミンB₂とナイアシンは, 運動後に不足しやすい炭水化物, 〔¹　　　　　　　　〕, 〔²　　　　　　　　〕の代謝に必要である.

□□ 3. 運動後には, ビタミンCを摂取することも望ましい. ビタミンCは, 体タンパク質の約25％を占める〔　　　　　　　　〕の合成に必要だからである.

| 選 択 肢 | タンパク質　　炭水化物　　活性酸素　　脂質　　水分　　コラーゲン |
| | カルシウム　　乳酸　　葉酸 |

◆▶ トレーニング ◆◀

【1】 エネルギー供給機構について, 正しいものには ○ を, 誤っているものには × を記入しよう.

□□ 1. 〔　　〕体内でATPを生成する方法には, 大きく分けて無酸素性エネルギー供給機構と有酸素性エネルギー供給機構がある.

□□ 2. 〔　　〕無酸素性エネルギー供給機構には, クレアチンリン酸を分解してできたエネルギーとADPからATPをつくるTCA回路と, グリコーゲンやグルコースを分解する解糖系がある.

□□ 3. 〔　　〕無酸素性エネルギー供給機構では, 解糖系に引き続いて進む過程であるATP-CP系, 電子伝達系がある.

【2】 運動と栄養素について, 正しいものには ○ を, 誤っているものには × を記入しよう.

□□ 1. 〔　　〕体内のエネルギー生成過程において重要なはたらきをするビタミンB₂の補酵素型は, FADである.

□□ 2. 〔　　〕体内のエネルギー生成過程において重要なはたらきをするナイアシンの補酵素型は, NADである.

□□ 3. 〔　　〕鉄の血清中の濃度が低下すると神経伝達に支障を来し, 筋収縮力の低下, 筋けいれん, 骨量の減少の恐れがある.

□□ 4. 〔 〕カルシウムは，ヘモグロビンやミオグロビン，エネルギー産生に関わる酵素の成分として重要である．

□□ 5. 〔 〕運動による筋の損傷・分解を修復し，筋をさらに肥大させるためには，トレーニングとともにカリウムの摂取が不可欠である．

□□ 6. 〔 〕運動中の活性酸素の発生を予防するためには，抗酸化作用のあるビタミンを摂取するのが望ましい．

□□ 7. 〔 〕運動後の筋肉回復のためにタンパク質を過剰摂取すると，脂肪の蓄積やアミノ酸代謝増加で臓器への負担を増加させる恐れがある．

◆ 実力アップ ◆

以下の問いに答えよ．

□□ 1. 〔   〕の中に入る言葉で正しいのはどれか．

栄養素の摂取量＝〔   〕×日本食品標準成分表の成分値÷100   〔   〕

1. 原材料重量
2. 体　重
3. 水　分
4. カロリー

□□ 2. 1日のエネルギー所要量が2,300kcalの標準体型の40歳の男性．
1日当たりの適切な脂肪摂取量はどれか．   〔   〕

1. 30g
2. 40g
3. 60g
4. 85g
5. 90g

ライフステージにおける健康生活と栄養

　乳幼児期から学童期，青年期を経て成人となり，老年期となるまで，その時期それぞれに特徴的な身体の状態がある．それに応じて必要とされる栄養素の種類や量，さらに摂取方法も違ってくる．また妊娠することによっても，変化が生じる．どの時期にどのような栄養素がどれくらい必要か，基本的な知識をおさえておこう．

◆◆ 要点整理 ◆◆

【1】〔　〕に適する語を次頁の選択肢から選び，文を完成させよう．

□□　1. 離乳食の調理形態は，まずドロドロ状の状態のものから始まり，子どもの発育状態に添って，〔¹　　　　　〕でつぶせるもの，次いで〔²　　　　　　　〕でつぶせるもの，そして噛めるものへと少しずつ変えていく．

□□　2. 妊娠期に必要な鉄は，妊娠の初期，中期，後期で〔　　　　　　　　　〕．

□□　3. 妊婦のビタミンAの推定平均必要量や推奨量は，〔　　　　　　　　〕への移行蓄積量を踏まえて考える必要がある．

□□　4. 学童期になると，食べ物を自分で選んで食べるようになっていくため，各食品に含まれる〔　　　　　　　　〕のはたらきを理解できるようにしておくことが大切である．

□□　5. 青年期は身体的成長に加え，身体活動が大きい時期である．造血が活発となるため，〔¹　　　　　　〕の摂取が不足しないよう留意する．特に女性では〔²　　　　　　　　〕による血液の喪失があるため，〔1〕が不足すると貧血になりやすい．

□□　6. 超高齢社会における栄養の問題として，後期高齢者（75歳以上）が陥りやすい〔　　　　　　　〕の問題が注目されている．フレイルの予防をはじめ，転倒予防や介護予防の観点からも重要な問題である．

□□　7. 〔　　　　　　　　〕はカルシウム代謝，骨代謝と密接に関わっている．骨粗鬆症予防の意味からも，高齢者にとっては重要な栄養素である．

□□　8. 高齢者は，脱水予防のため，1日の〔　　　　　　　〕量を下回らない水分補給が必要である．1日に食事以外でコップ3〜4杯以上の水をとるようにする．

【2】 「日本人の食事摂取基準 2020 年版」の内容に従って，〔　　〕に適する語を下の選択肢から選び，表を完成させよう．

表6.5-1 ● 乳児における母乳中タンパク質濃度

年齢区分	0〜5カ月	6〜8カ月	9〜11カ月
母乳中タンパク質濃度	〔 1 　　　　〕	10.6g/L	9.2g/L

表6.5-2 ● 乳児の推定エネルギー必要量とタンパク質目安量

エネルギー・栄養素	月齢	0〜5(月)		6〜8(月)		9〜11(月)	
	策定項目	男児	女児	男児	女児	男児	女児
エネルギー（kcal/日）	推定エネルギー必要量	〔 2 　　〕	〔 3 　　〕	650	600	700	650
タンパク質（g/日）	目安量	10		15		25	

表6.5-3 ● 妊婦および授乳婦の推定エネルギー必要量

エネルギー	対象		推定エネルギー必要量
エネルギー（kcal/日）	妊婦	（初期）	＋50
		（中期）	＋250
		（後期）	＋〔 4 　　〕
	授乳婦		＋350

6章

栄養ケアとマネジメント：5　ライフステージにおける健康生活と栄養

表6.5-4 ●高齢者（65〜74歳）の推定エネルギー必要量

身体活動レベル	男　性			女　性		
	I	II	III	I	II	III
エネルギー（kcal／日）	2,050	[5]	2,750	1,550	[6]	2,100

表6.5-5 ●高齢者（75歳以上）の推定エネルギー必要量[*1]

身体活動レベル	男　性			女　性		
	I	II	III	I	II	III
エネルギー（kcal／日）	1,800	[7]	―	1,400	[8]	―

レベルIIは自立している者，レベルIは自宅にいてほとんど外出しない者に相当する．レベルIは高齢者施設で自立に近い状態で過ごしている者にも適用できる値である．

選 択 肢	1,600	1,650	1,700	1,750	1,800	1,850	1,900
	1,950	2,000	2,100	2,200	2,300	2,400	2,500

memo

6 疾患を治療するための食事

ワンポイントチェック！

　病院ではさまざまな種類の食事が提供されている．一般食と特別食，さらに疾患・病態別，食事形態別などに細分化され，疾患を改善したり治療するために調整されたものもある．

◆◆ 要点整理 ◆◆

〔　〕に適する語を下の選択肢から選び，文を完成させよう．

□□ 1. 病院の一般食は，〔　　　　　　　　〕の通達「入院時食事療養における一般食を提供している患者の栄養所要量等について」をベースに提供されている．

□□ 2. 栄養管理の方向は大きく二つに分けられる．「糖尿病食1,200 kcal」のような名称で食事が提供されていれば，〔　　　　　　　〕栄養管理により栄養基準が定められている．

□□ 3. 「エネルギーコントロール食」のような名称の食事が提供されていれば，〔　　　　　　　〕栄養管理がなされている．

□□ 4. 多くの疾患の治療食として使用される〔　　　　　　　〕食は，1日の総摂取エネルギー別に調整された食事である．

□□ 5. タンパク質コントロール食は，主として〔　　　　　　　〕疾患に使用され，食塩制限（6g以下など）やカリウム，リン，水分の制限指示も食事箋に設定しておく．

□□ 6. 脂質の量を制限しながら適切なエネルギー量を摂取できるように配慮されているのが〔　　　　　　　〕食である．

□□ 7. 消化器系疾患のある患者への食事療法の基本は，消化〔　　　　　　　〕食品・調理方法を選択することである．

選択肢

成分別　　疾患別　　費用別　　エネルギーコントロール　　胃　　小腸
脂質コントロール　　腎　　心臓　　しやすい　　しにくい　　尿量調節
厚生労働省　　農林水産省　　消費者庁

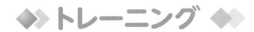

◆▶トレーニング◆▶

正しいものには ○ を，誤っているものには × を記入しよう．

表6.6-1 ●病院食の分類

病院食	一般食	普通食（常食ともいう）
		軟食（全粥，五分粥など）
		流動食（重湯，牛乳，スープなど残渣のないもの）
	特別食	加算食*（糖尿病食，腎臓病食など）
		非加算食（嚥下困難食，離乳食など）

＊社会保険診療報酬において特別食加算がつく食種．

□□ 1. 〔　〕病院の特別食は，医師の発行する食事箋に基づいて提供されている．食事箋の運用
には疾患別栄養管理と成分別栄養管理がある．

□□ 2. 〔　〕成分別栄養管理では，病態よりも病名に沿った食事名となっている．

□□ 3. 〔　〕エネルギーコントロール食を高エネルギー食として用いる疾患は，糖尿病，肥満症，
脂肪肝，急性肝炎，高トリグリセリド血症，心臓病などである．

□□ 4. 〔　〕タンパク質コントロール食は高タンパク質で低エネルギーであるため，デンプン食
品や MCT（中鎖脂肪）製品を用いることが多い．

□□ 5. 〔　〕脂質コントロールについて，医師は脂質量とエネルギー量を指示することになる．

□□ 6. 〔　〕水・電解質コントロール食に関しては，一般的には，ナトリウムを調整した塩分コ
ントロール食が使用されることがある．

□□ 7. 〔　〕カリウムは水溶性なので，摂取量を減らすためには，生食を避け熱湯でゆでたり，
細かく切ってから水にさらす．

7 検査のための食事

ワンポイントチェック！

食物に含まれる成分が，患者の検査に影響を与える場合がある．検査の前には検査食として，検査に影響を与える成分が制限された，あるいは含まれていない，特別な食事を提供することがある．

◆ 要点整理 ◆

〔　〕に適する語を次頁の選択肢から選び，文を完成させよう．

□□ 1. 〔　　　　　　　　　　〕は，消化管への負担を軽減させるため，消化しにくい食物繊維の摂取を控える食事である．

□□ 2. 低残渣食は，注腸造影検査や内視鏡検査，〔　　　　　　　　　　〕の際の食事である．

□□ 3. 表6.7-1は低残渣食についての表である．〔　　　〕内を埋めて，表を完成させなさい．

表6.7-1 ●低残渣食

検査名	特　徴	特別な食事の内容
注腸造影検査	腸にバリウムを注入する．	〔 1　　　　　　　　〕等
大腸内視鏡検査	大腸の内容物を〔 2　　　　　〕．	あめ湯等

□□ 4. 甲状腺機能検査のようなヨードを用いる検査では，体内の〔1　　　　　　　　〕を減らすよう努める．体内に過剰にあると正確な診断ができないためである．そのため，〔2　　　　　　　〕類の摂取は避ける．

□□ 5. 腎機能を調べるフィッシュバーグ尿濃縮試験では，献立を乾燥食とする．一定時間，〔1　　　　　　　〕を摂取しないようにして，抗利尿ホルモンの分泌を促し，血漿浸透圧が〔2　　　　　　　〕するようにする．このような状態で尿の濃縮の程度を調べる．

□□ 6. 便潜血検査食は，主に便中の〔　　　　　　　　　〕に対する検査薬の反応をみる．

□□ 7. 便潜血検査食は，検査で偽陽性（陽性でないのに陽性と判断されてしまうこと）を避けるため，食品中の〔1　　　　　　　〕を制限する．また逆に〔2　　　　　　　〕は偽陰性（陰性でないのに陰性と判断されてしまうこと）の判定を引き起こすので，これも制限する．

□□ 8. 〔1　　　　　　　　〕的便潜血検査や，〔2　　　　　　　　　〕的便潜血検査は食事の影響を受けないため，潜血検査食の必要はない.

選 択 肢	低残渣食　　乾燥食　　腹部血管造影　　関節造影　　ヨード　　海藻 牛乳　　吸物（具なし）　　水分　　鉄　　ビタミンK　　ビタミンC 胃壁　　食道　　少なくする　　蓄える　　上昇　　下降　　ヘモグロビン 化学　　免疫学　　機能　　増やす

memo

---

8 治療による回復を促進するための食事

ワンポイントチェック！

病院の食事は一般食と治療食だけではない．術前・術後の合併症予防のための栄養や，化学療法・放射線療法に対する栄養サポートなど，治療による回復を促進するための食事が提供される．

◆◆ 要点整理 ◆◆

〔　〕に適する語を下の選択肢から選び，文を完成させよう．

□□ 1. 手術前には，体力的に手術に耐えられるかどうかの栄養アセスメントを行う．アセスメントの指標として，〔　　　　　　　〕などの予後判定基準がある．

□□ 2. 中等度以上の栄養障害に陥っている場合は，〔1　　　　　　　〕栄養（TPN）や，〔2　　　　　　　〕栄養（PPN）を積極的に施行する．

□□ 3. Immunonutrition（イムノニュートリション）は免疫増強栄養法とも呼ばれる．免疫力を高めるとされる物質を多量に含んだ経腸栄養剤を術前から投与し，生体防御力を高めて術後の合併症を減少させるといわれる〔　　　　　　　〕栄養管理の方法である．

□□ 4. 手術により消費エネルギーは〔　　　　　　　〕するので，手術後には通常より多くの栄養をとらなければならない．

□□ 5. 悪性腫瘍に対し抗がん薬を投与する化学療法では，抗がん薬の〔1　　　　　　　〕には副作用（薬物有害反応）が発現するが，〔2　　　　　　　〕には改善されることが多い．

□□ 6. 放射線療法での頭部への照射により〔　　　　　　　〕がむくみ，嘔気・嘔吐などの症状が出現する．また，胃や腸への照射で粘膜が炎症を起こすことでも症状が出現する．

□□ 7. 化学療法，放射線療法では，全身の栄養状態を改善することが副作用の緩和につながるといわれている．食事はできるだけ〔　　　　　　　〕摂取を勧めるが，不可能な場合は経腸栄養，中心静脈栄養，末梢静脈栄養などで栄養補給をすることも必要である．

選択肢	中心静脈　　末梢静脈　　術前　　術後　　投与中　　休薬期間中
	亢進　　抑制　　脳　　眼球　　経口　　PNI　　CKD

表6.8-1 ●各症状に合わせた食事

症　状	食　事
悪心（嘔気）嘔　吐	・見た目で食欲をそそるもの（食材・盛付けなど），場所の雰囲気など心理面に配慮する． ・食事は型にはめず，食べたいものを食べたいときに自由に食べる． ・豆腐，卵豆腐，アイスクリーム，プリン，ゼリーなど冷たくて喉ごしのよいものをとる． ・においの強いもの，生臭いものは悪心を引き起こすので避ける．
口内炎 咽頭炎 食道炎	・口腔内を傷つけないように気をつけ，頻回にうがいをして口腔内を清潔に保つ． ・軟らかで口当たりがよく，さっぱりしたものにする． ・酸味，塩味，甘味の強いものは炎症部に刺激を与えるので避ける． ・食事は熱すぎないもの，冷たすぎないものにする．
唾液の減少 口腔内の乾燥	・口の中が乾燥しないよう頻回にうがいをする． ・口内を傷つけないように角を取った氷片を口に含む，頻回にお茶などで水分をとる，あめをなめるなど，常に口腔内を湿らせておく． ・食事のときは味噌汁，スープなどの汁物を添える．汁物の塩分を多くとりたくない場合は，お茶や水を飲みながら食事をとる． ・口腔内に炎症がない場合は，梅干しやレモン，酢の物など酸味のあるものをとる．
嚥下困難	・軟らかいものにする．形が大きいものは刻むなどする． ・片栗粉などで料理にとろみをつけ，喉の通りをよくする． ・むせないようにゆっくり少量ずつ食べる．水気のものがむせる場合はとろみをつける． ・むせがひどいときは，無理して食事をとると誤嚥するので注意する．明らかに嚥下障害がある場合は，経口摂取以外の栄養補給を検討しなければならない．
味覚障害	・栄養バランスのとれた食事とし，全身の栄養状態をよくする． ・亜鉛を含む食品をとる．逆に亜鉛キレートを含む食品添加物の入った加工食品は避ける． ・塩分を苦く感じたり，金属味がしたりするので，塩味を控え，だしで旨みを出す． ・甘味を強く感じるので，砂糖，みりんなどを控える． ・味を感じにくい場合は，味付けを濃くする．カレー粉，からし，胡椒など香辛料を効かせる．
下　痢	・こんにゃく，海藻，きのこ，食物繊維の多い野菜などは避け，消化のよいものにする． ・乳糖の多いものは下痢を誘発する可能性があるので控える． ・油料理，脂肪を多く含むものは避ける． ・脱水にならないよう水分は十分に補給する． ・温かい料理とし，冷たい料理やアイスクリームなどは避ける． ・香辛料，アルコール，濃いコーヒー，濃いお茶は避ける．
便　秘	・野菜や果物など食物繊維の多いものをとる． ・水分を多めにとり，腸からの水分吸収を増やす． ・乳酸菌やビフィズス菌の入ったヨーグルトなどをとり，腸の働きをよくする．

補足資料◉ 食事療法に関する分類・基準の例：慢性腎臓病（CKD）……

　慢性腎臓病（chronic kidney disease：CKD）の場合，重症度は「補足資料1」のように GFR（原腎機能）やタンパク尿などによる分類で評価し，「補足資料2」の基準に従って食事療法を行う．

補足資料1 ●慢性腎臓病の重症度分類

原疾患	タンパク尿区分		A1	A2	A3
糖尿病	尿アルブミン定量(mg/日)		正常	微量アルブミン尿	顕性アルブミン尿
	尿アルブミン/Cr比(mg/gCr)		30未満	30〜299	300以上
高血圧 腎炎 多発性囊胞腎 移植腎 不明 その他	尿タンパク定量(g/日) 尿タンパク/Cr比(g/gCr)		正常	軽度タンパク尿	高度タンパク尿
			0.15未満	0.15〜0.49	0.50以上
GFR区分 (mL/分 /1.73m²)	G1	正常または高値	≧90		
	G2	正常または軽度低下	60〜89		
	G3a	軽度〜中等度低下	45〜59		
	G3b	中等度〜高度低下	30〜44		
	G4	高度低下	15〜29		
	G5	末期腎不全(ESKD)	<15		

重症度は原疾患・GFR区分・タンパク尿区分を合わせたステージにより評価する．CKDの重症度は死亡，末期腎不全，心血管死亡発症のリスクを■のステージを基準に，■，■，■の順にステージが上昇するほどリスクは上昇する．
日本腎臓学会編．エビデンスに基づくCKD診療ガイドライン2018. https://cdn.jsn.or.jp/data/CKD2018.pdf,〈参照2020-02-04〉.

補足資料2 ●CKDのステージによる食事療法基準

ステージ	GFR	エネルギー (kcal/kgBW/日)[*1]	タンパク質 (g/kgBW/日)[*1]	食塩 (g/日)	カリウム (mg/日)	水分	リン (mg/日)
1	GFR≧90		過剰摂取しない		制限なし		
2	GFR 60〜89		過剰摂取しない		制限なし		
3a	GFR 45〜59		0.8〜1.0		制限なし		
3b	GFR 30〜44	25〜35	0.6〜0.8	3以上6未満	2,000以下		
4	GFR 15〜29		0.6〜0.8		1,500以下		
5	GFR<15		0.6〜0.8		1,500以下		
5D (透析 療養中)	血液透析 (週3回)	30〜35[*1,2]	0.9〜1.2[*1]	6未満[*3]	2,000以下	できるだけ 少なく	≦タンパク 質(g)×15
	腹膜透析	30〜35[*1,2,4]	0.9〜1.2[*1]	PD除水量(L)× 7.5+尿量(L)×5	制限なし[*5]	PD除水量 +尿量	≦タンパク 質(g)×15

＊1 体重は基本的に標準体重(BMI＝22)を用いる．
＊3 尿量，身体活動度，体格，栄養状態，透析間体重増加を考慮して適宜調整する．
＊5 高カリウム血症を認める場合には血液透析同様に制限する．
＊2 性別，年齢，合併症，身体活動度により異なる．
＊4 腹膜吸収ブドウ糖からのエネルギー分を差し引く．
日本腎臓学会編．慢性腎臓病に対する食事療法基準2014年版を参考に作成．
https://cdn.jsn.or.jp/guideline/pdf/CKD-Dietaryrecommendations2014.pdf,〈参照2020-02-04〉.

引用・参考文献一覧

1）宮澤恵二編. 人体の構造と機能②：臨床生化学. 第5版. メディカ出版, 2020,（ナーシング・グラフィカ）.

2）關戸啓子編. 疾病の成り立ち④：臨床栄養学. 第5版. メディカ出版, 2020,（ナーシング・グラフィカ）.

3）松尾収二監. 前川芳明編. 臨床検査ディクショナリー. 改訂3版. メディカ出版, 2004.

4）橋爪孝雄監修. 山本みどりほか編著. 臨床栄養ディクショナリー. 改訂4版. メディカ出版, 2014.

5）松尾ミヨ子ほか編. 基礎看護学②：ヘルスアセスメント. 第5版. メディカ出版, 2020,（ナーシング・グラフィカ）.

6）堀内ふきほか編. 老年看護学①：高齢者の健康と障害. 第5版. メディカ出版, 2020,（ナーシング・グラフィカ）.

[p.17 図 細胞小器官]
林正健二編. 人体の構造と機能①：解剖生理学. 第4版. メディカ出版, 2020,（ナーシング・グラフィカ）.

＊上記以外の図表は，前掲1）2）から流用（一部改変含む），もしくはオリジナルで作成した.

索　引

巻末資料監修　・・・前川　芳明
装幀・表紙デザイン・・・(株)くとうてん

ナーシング・サプリ

改訂2版　イメージできる 生化学・栄養学

2016年1月5日発行　第1版第1刷
2020年4月1日発行　第2版第1刷©
2022年5月20日発行　第2版第3刷

編　集　ナーシング・サプリ編集委員会
　　　　赤尾　正
発行者　長谷川　翔
発行所　株式会社メディカ出版
　　　　〒532-8588
　　　　大阪市淀川区宮原3-4-30
　　　　ニッセイ新大阪ビル16F
　　　　https://www.medica.co.jp/
印刷・製本　株式会社広済堂ネクスト

ISBN978-4-8404-7222-7　　　　　　　　　　　　Printed and bound in Japan

当社出版物に関する各種お問い合わせ先（受付時間：平日9：00～17：00）
●編集内容については、06-6398-5045
●ご注文・不良品（乱丁・落丁）については、お客様センター 0120-276-115

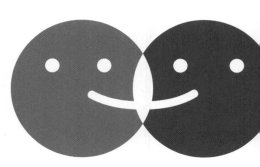

資料：臨地実習に役立つ検査値

前川 芳明　監修

■表-1：血液検査の基準値

項　目	基準値	分　類
A/G比	1.1 － 2.1	〈タンパク質〉
	◆ 血清タンパク質分画：アルブミン・グロブリン比：肝の障害や全身状態などの指標.	
ALP	小児 456 － 1,230U/L　第二次性徴期 406 － 1,654U/L 成人 115 － 359U/L	〈酵素〉
	◆ アルカリホスファターゼ：肝・胆管系の障害, 骨疾患の有無および胎盤機能の指標.	
ALT（GPT）	5 － 40U/L	〈酵素〉
	◆ アラニンアミノ転移酵素：肝に多く, 肝障害の有無と程度を知る指標.	
AST（GOT）	10 － 40U/L	〈酵素〉
	◆ アスパラギン酸アミノ転移酵素：肝・心臓・骨格筋など比較的多量に分布. 臓器の障害を推測する.	
BS	70 － 109mg/dL	（糖尿病関連）
	◆ 血糖：血液中のグルコースを定量する検査（FBSは空腹時血糖）.	
BUN　→UN		
Ca	8.5 － 10.2mg/dL	〈電解質〉
	◆ カルシウム：内分泌障害や骨代謝障害, カルシウム異常が疑われた場合に行う.	
ChE	男性 242 － 495U/L　女性 200 － 459U/L	〈酵素〉
	◆ コリンエステラーゼ：肝実質障害の程度を推測するための検査.	
CK	男性 62 － 287U/L　女性 45 － 163U/L	〈酵素〉
	◆ クレアチンキナーゼ：心筋・骨格筋の障害のある場合の状態・疾患の診断に用いる.	
Cl	98 － 109mmol/L	〈電解質〉
	◆ 塩素, クロール：水・電解質代謝異常の病状を把握.	
CPK　→CK		
Cr	男性 0.61 － 1.04mg/dL　女性 0.47 － 0.79mg/dL	〈非タンパク質窒素化合物〉
	◆ クレアチニン：腎機能, 特に糸球体機能および腎血流量を知るための検査.	
D-Bil（DB）	0.4mg/dL 以下	〈色素〉
	◆ 直接ビリルビン：肝胆道系の障害を把握するための検査.	
Fe（SI）	男性 54 － 200 μg/dL　女性 48 － 154 μg/dL	〈電解質〉
	◆ 鉄, 血清鉄：貧血の鑑別診断, ヘモクロマトーシスやヘモジデローシスの診断.	
GOT　→AST		

項　目	基準値	分　類
GPT　→ALT		
HbA1c	4.6－6.2％	（糖尿病関連）
	◆グリコヘモグロビンA1c：糖化ヘモグロビン．糖尿病のコントロールの指標．	
HDL-cho （HDL-C）	男性40－86mg/dL　女性40－96mg/dL	〈脂質〉
	◆HDL（高比重リポタンパク）コレステロール：動脈硬化性疾患の危険因子や脂質 代謝異常の検索時に測定．	
I-Bil（IB）	0.1－0.8mg/dL	〈色素〉
	◆間接ビリルビン：肝胆道系の障害を把握するための検査．	
K	3.6－5.0mmol/L	〈電解質〉
	◆カリウム：水・電解質代謝異常の病状を把握．	
LAP	35－73U/L	〈酵素〉
	◆ロイシンアミノペプチダーゼ：肝障害のスクリーニング，胎盤機能をみる．	
LD（LDH）	115－245U/L	〈酵素〉
	◆乳酸脱水素酵素：障害を受けた臓器と障害の程度をLDH総活性とLDHアイソザ イムから推測する．	
LDL-cho （LDL-C）	70－139mg/dL	〈脂質〉
	◆LDL（低比重リポタンパク）コレステロール	
Mg	1.8－2.6mg/dL	〈電解質〉
	◆マグネシウム：Mg代謝異常および虚血性心疾患，不整脈などの循環器障害のモ ニター．	
Na	136－147mmol/L	〈電解質〉
	◆ナトリウム：水・電解質代謝異常の病状を把握．	
SI　　→Fe		
T-Bil（TB）	0.3－1.2mg/dL	〈色素〉
	◆総ビリルビン：肝胆道系の障害を把握するための検査．	
Tcho （TC）	150－219mg/dL	〈脂質〉
	◆総コレステロール：動脈硬化性疾患に罹患する危険率の監視，脂質異常症の治療 効果モニター．	
TG	50－149mg/dL	〈脂質〉
	◆トリアシルグリセロール（中性脂肪）：脂質検査スクリーニング．	
TP	6.7－8.3g/dL	〈タンパク質〉
	◆総タンパク質：栄養障害，ネフローゼ症候群，肝疾患，骨髄腫などを疑う場合は 必須の検査．	
UA	男性3.7－7.0mg/dL　女性2.5－7.0mg/dL	〈非タンパク質窒素化合物〉
	◆尿酸：血中の尿酸値を知ることによって，高尿酸血症または低尿酸血症を知る．	
UN（BUN，SUN）	8.0－22.0mg/dL	〈非タンパク質窒素化合物〉
	◆尿素窒素：腎機能および肝機能のスクリーニング．	

項　目	基準値	分　類
γ-GT（γ-GTP）	男性70U/L以下　女性30U/L以下	〈酵素〉
	◆ ガンマGTP：肝・胆道系の異常またはアルコール性肝障害を推測.	
アミラーゼ	37－125U/L	〈酵素〉
	◆ 膵疾患や唾液腺疾患の診断，および両者を鑑別するための検査.	
アルブミン	3.8－5.2g/dL	〈タンパク質〉
	◆ 栄養状態の指標.	
インスリン	（負荷前）1.84－12.2 μIU/mL	（糖尿病関連）
	◆ 糖代謝異常の診断および治療効果判定（血糖値が高い時，血糖値が低い時，肥満）.	
間接ビリルビン　→I-Bil		
クレアチニン　→Cr		
血糖　→BS		
総コレステロール　→Tcho		
総タンパク質　→TP		
総ビリルビン　→T-Bil		
中性脂肪　→TG		
直接ビリルビン　→D-Bil		
トリアシルグリセロール　→TG		
尿酸　→UA		

■表-2：検査項目と異常の原因

分類	項　目：下段は基準値	異常値を示す疾患
タンパク質	TP（総タンパク質） 6.7－8.3g/dL	高：脱水，慢性感染症，自己免疫疾患，骨髄腫， 　　マクログロブリン血症 低：栄養障害，肝疾患，ネフローゼ症候群， 　　タンパク漏出性胃腸症
タンパク質	アルブミン 3.8－5.2g/dL	低：肝硬変，劇症肝炎，ネフローゼ症候群， 　　タンパク漏出性胃腸症，栄養不良
タンパク質	A/G比 1.1－2.1	（タンパク質のアルブミンとグロブリンの比） 高：無グロブリン血症，低グロブリン血症 低：肝機能障害，多発性骨髄腫
非タンパク質窒素化合物	UN（BUN，SUN，尿素窒素） 8.0－22.0mg/dL	高：腎前性（脱水，重症心不全，消化管出血）， 　　腎性（腎炎，尿毒症，ネフローゼ，腎結石）， 　　腎後性（尿管閉塞，膀胱腫瘍） 低：中毒性肝炎，劇症肝炎，利尿薬投与
非タンパク質窒素化合物	Cr（クレアチニン） 男性0.61－1.04mg/dL 女性0.47－0.79mg/dL	高：糸球体濾過率（GFR）の低下（糸球体腎炎，腎不全， 　　うっ血性心不全など），血液濃縮（脱水症，火傷） 低：尿排泄量の増大（尿崩症，妊娠）， 　　筋萎縮（筋ジストロフィー症）
非タンパク質窒素化合物	UA（尿酸） 男性3.7－7.0mg/dL 女性2.5－7.0mg/dL	高：痛風，腎不全，悪性腫瘍 低：キサンチン尿症，ウイルソン病
糖尿病関連	血糖（血中グルコース濃度） 70－109mg/dL	高：糖尿病，その他の耐糖能障害，末端肥大症， 　　甲状腺機能亢進症，胃切除後， 　　インスリンレセプター異常 低：インスリンの分泌過剰，肝硬変，副腎皮質機能低下， 　　下垂体機能低下， 　　過剰のインスリン注射および経口血糖降下剤使用
糖尿病関連	HbA1c（グリコヘモグロビンA1c） 4.6－6.2％	高：糖尿病，腎不全，慢性アルコール中毒 低：低血糖症，赤血球寿命短縮（溶血性貧血など）
糖尿病関連	インスリン （負荷前） 1.84－12.2μIU/mL	高：肥満，肝疾患，末端肥大症，インスリノーマ 低：糖尿病（IDDM），副腎不全，下垂体機能低下， 　　低血糖

分類	項　目：下段は基準値	異常値を示す疾患
脂質	Tcho（総コレステロール） 150－219mg/dL	高：特発性高コレステロール血症, 高リポタンパク血症, 　　胆道閉塞症, 甲状腺機能低下症, ネフローゼ, 　　膵疾患　＊妊娠でも高値 低：重症な肝細胞障害, 甲状腺機能亢進症, 栄養不良, 　　低βリポタンパク血症
	TG（トリアシルグリセロール・ 中性脂肪） 50－149mg/dL	高：家族性高リポタンパク血症, 糖尿病, 動脈硬化症, 　　甲状腺機能低下症 低：βリポタンパク欠損症, 甲状腺機能亢進症, 　　重症肝実質障害, 吸収不全症
	HDL-cho（HDLコレステロール） 男性40－86mg/dL 女性40－96mg/dL	高：閉塞性肺疾患, 原発性胆汁性肝硬変 低：脳梗塞, 冠動脈硬化症, 慢性腎不全, 肝硬変, 　　糖尿病, 肥満
	LDL-cho（LDLコレステロール） 70－139mg/dL	間接法計算式：Tcho － HDLcho － （TG/5）
電解質	Na（ナトリウム） 136－147mmol/L	高：脱水症, アルドステロン症, クッシング症候群 低：下痢, 嘔吐, 心不全, ネフローゼ症候群
	K（カリウム） 3.6－5.0mmol/L	高：腎不全, アジソン病 低：下痢, 嘔吐, アルドステロン症, クッシング症候群
	Cl（塩素, クロール） 98－109mmol/L	高：脱水症, 腎不全, 呼吸性アルカローシス 低：下痢, 嘔吐, 急性腎不全
	Ca（カルシウム） 8.5－10.2mg/dL	高：副甲状腺機能亢進症, 悪性腫瘍, サルコイドーシス, 　　甲状腺機能亢進症, 褐色細胞腫, 悪性腫瘍骨転移, 　　多発性骨髄腫 低：副甲状腺機能低下症, 消化器疾患
	Fe（SI, 鉄, 血清鉄） 男性54－200μg/dL 女性48－154μg/dL	高：再生不良性貧血, 鉄芽球性貧血, ヘモクロマトーシス, 　　急性肝障害 低：鉄欠乏性貧血, 感染症や慢性疾患, 真性多血症, 　　悪性腫瘍
	Mg（マグネシウム） 1.8－2.6mg/dL	高：腎機能低下, Mg過剰負荷 低：腸管吸収不良障害, アルコール中毒, 　　シクロスポリン治療, 　　抗利尿ホルモン分泌異常症候群

分類	項　目：下段は基準値	異常値を示す疾患
酵素	AST（GOT） 10－40U/L	高：（軽度）脂肪肝，慢性肝炎，肝硬変，肝癌 　　（中等度）溶血性疾患，筋ジストロフィー症， 　　　　　　　心筋梗塞，閉塞性黄疸 　　（高度）ウイルス性肝炎，薬物性肝炎 低：ビタミンB_6の欠乏
	ALT（GPT） 5－40U/L	高：急性ウイルス性肝炎，アルコール性肝炎，肝硬変， 　　脂肪肝
	LD（LDH） （乳酸脱水素酵素） 115－245U/L	高：心筋梗塞（LDH_1）， 　　急性肝炎・肝硬変（LDH_5）， 　　多発性筋炎・筋ジストロフィー症（LDH_5）， 　　悪性貧血（LDH_1）， 　　慢性骨髄性白血病（LDH_2，LDH_3）， 　　悪性腫瘍（$LDH_1 - LDH_5$）
	γ-GT（γ-GTP） 男性70U/L以下 女性30U/L以下	高：胆道閉塞，薬剤性肝炎，肝癌，慢性肝炎， 　　アルコール性肝障害，肝硬変
	ChE（コリンエステラーゼ） 男性242－495U/L 女性200－459U/L	高：脂肪肝，糖尿病，肥満，甲状腺機能亢進症 低：肝硬変，慢性肝炎，有機リン中毒
	LAP 35－73U/L	高：急性・慢性肝炎，肝硬変，肝癌，閉塞性黄疸
	CK（CPK，クレアチンキナーゼ） 男性62－287U/L 女性45－163U/L	高：急性心筋梗塞，心筋炎，筋ジストロフィー症， 　　多発性筋炎，皮膚筋炎，甲状腺機能低下症， 　　副甲状腺機能低下症
	アミラーゼ 37－125U/L	高：膵疾患，唾液腺疾患，術後，アミラーゼ産生腫瘍， 　　マクロアミラーゼミア 低：慢性膵炎の末期，高度な糖尿病，肝硬変
	ALP（アルカリホスファターゼ） 小児456－1,230U/L 第二次性徴期406－1,654U/L 成人115－359U/L	高：肝障害（肝炎，肝硬変，肝癌，閉塞性黄疸など）， 　　骨障害（甲状腺機能亢進症，骨粗鬆症，くる病， 　　骨折後など）＊妊娠でも高値

分類	項　目：下段は基準値	異常値を示す疾患
色素	T-Bil（総ビリルビン） 0.3 － 1.2mg/dL	（直接・間接ビリルビンの項参照）
	D-Bil（直接ビリルビン） 0.4mg/dL 以下	高：肝細胞性黄疸（急性肝炎，肝硬変）， 　　肝内胆汁うっ滞（薬剤性肝炎，ウイルス性肝炎）， 　　胆管閉塞（総胆管結石，総胆管腫瘍）
	I-Bil（間接ビリルビン） 0.1 － 0.8mg/dL	高：溶血性貧血，悪性貧血，新生児黄疸， 　　体質性黄疸の一部

■表-3：疾患と診断基準

疾　患	診断基準

脂質異常症（高脂血症）

◆ 脂質異常症診断基準（空腹時採血[*]）

LDL コレステロール	140mg/dL 以上	高LDLコレステロール血症
	120〜139mg/dL	境界域高LDLコレステロール血症[**]
HDL コレステロール	40mg/dL 未満	低HDLコレステロール血症
トリグリセライド	150mg/dL 以上	高トリグリセライド血症
Non-HDL コレステロール	170mg/dL 以上	高non-HDLコレステロール血症
	150〜169mg/dL	境界域高non-HDLコレステロール血症[**]

[*] 10時間以上の絶食を「空腹時」とする．ただし水やお茶などカロリーのない水分の摂取は可とする．

[**] スクリーニングで境界域高LDL-C血症，境界域高non-HDL-C血症を示した場合は，高リスク病態がないか検討し，治療の必要性を考慮する．

・LDL-C は Friedewald式（TC − HDL-C − TG/5）または直接法で求める．

・TG が400mg/dL以上や食後採血の場合はnon-HDL-C（TC − HDL-C）かLDL-C直接法を使用する．ただしスクリーニング時に高TG血症を伴わない場合はLDL-Cとの差が+30mg/dLより小さくなる可能性を念頭においてリスクを評価する．

（日本動脈硬化学会編．動脈硬化性疾患予防ガイドライン．2017年版．より）

◆ 脂質異常症の表現型分類

表現型	Ⅰ	Ⅱa	Ⅱb	Ⅲ	Ⅳ	Ⅴ
増加するリポ蛋白分画	カイロミクロン	LDL	LDL VLDL	レムナント	VLDL	カイロミクロン VLDL
コレステロール	→	↑〜↑↑↑	↑〜↑↑	↑↑	→または↑	↑
トリグリセライド	↑↑↑	→	↑↑	↑↑	↑↑	↑↑↑

（日本動脈硬化学会編．動脈硬化性疾患予防のための脂質異常症治療ガイド．2018年版 改訂版．より）

高尿酸血症（急性痛風発作時）	尿酸高値，白血球増加，血沈促進，CRP陽性
甲状腺機能亢進症	甲状腺刺激ホルモン（TSH）低下，FT3・FT4上昇，コレステロール・中性脂肪低値，FFA高値，ALP上昇
甲状腺機能低下症	甲状腺刺激ホルモン（TSH）上昇，FT3・FT4低下，コレステロール・中性脂肪高値，FFA低値
ネフローゼ症候群	タンパク尿1日3.5g以上，アルブミンの減少6.0g/dL以下，浮腫，コレステロール・中性脂肪の増加，腎機能は正常のことが多い
腎不全（尿毒症期）	乏尿または無尿，血清カリウム・クレアチニン・BUN増加，代謝性アシドーシス・尿毒症症状が発現，血圧上昇，赤血球減少
急性腎炎	尿量減少，血尿，タンパク尿陽性，円柱増加，Naの排泄が障害されて浮腫や高血圧，血中BUNやクレアチニンが増加

疾　患	診断基準
慢性腎炎（進行型）	GFR・RPF低下，カリウム・クレアチニン・BUN上昇，クリアランス値低下，代謝性アシドーシス，電解質異常など
急性肝炎	血清ビリルビン・ALT・AST・LDH・ALP・LAP上昇，ALT＞AST
慢性肝炎	血清AST・ALT・ZTT・γグロブリン上昇，コレステロール低下，AST・ALTは急性肝炎に比し低値
肝硬変非代償期・肝不全	血清ビリルビン・AST・ALT・ALPは軽度上昇，血清アルブミン・ChE・血清コレステロール低下，γグロブリン・TTT・ZTTが増加，白血球・血小板数減少，プロトロンビン値が低下，分岐鎖アミノ酸減少，芳香族アミノ酸増加，フィッシャー比が低下，血中のアンモニアが増加
脂肪肝	血清AST・ALTの軽度〜中等度上昇，ChE上昇，アルコール性脂肪肝はγGTP上昇
急性膵炎	血清アミラーゼ・トリプシン・リパーゼ・エラスターゼ・尿中アミラーゼ上昇，白血球増加
慢性膵炎	血清アミラーゼ・トリプシン・リパーゼ・エラスターゼ低値，インスリン分泌低下

高血圧症　◆ 成人における血圧の分類

分　類	診察室血圧（mmHg）		家庭血圧（mmHg）	
	収縮期血圧	拡張期血圧	収縮期血圧	拡張期血圧
正常血圧	＜120 　かつ	＜80	＜115 　かつ	＜75
正常高値血圧	120-129 　かつ	＜80	115-124 　かつ	＜75
高値血圧	130-139 かつ/または	80-89	125-134 かつ/または	75-84
Ⅰ度高血圧	140-159 かつ/または	90-99	135-144 かつ/または	85-89
Ⅱ度高血圧	160-179 かつ/または	100-109	145-159 かつ/または	90-99
Ⅲ度高血圧	≧180 　かつ	≧110	≧160 　かつ	≧100
（孤立性）収縮期高血圧	≧140 　かつ	＜90	≧135 　かつ	＜85

（日本高血圧学会高血圧治療ガイドライン作成委員会編. 高血圧治療ガイドライン. 2019より）

資料の参考文献

1)　前川芳明ほか. 臨床検査ディクショナリー. 改訂3版. 松尾収二監修. メディカ出版, 2004.
2)　山本みどりほか. 臨床栄養ディクショナリー. 改訂5版. 伊藤孝仁監修. メディカ出版, 2014.
3)　宮澤恵二編. 人体の構造と機能②：臨床生化学. 第5版. メディカ出版, 2020.（ナーシング・グラフィカ）.
4)　關戸啓子編. 疾病の成り立ち④：臨床栄養学. 第5版. メディカ出版, 2020.（ナーシング・グラフィカ）.
5)　日本動脈硬化学会編. 動脈硬化性疾患予防ガイドライン. 2017年版. 2017.

【解答・解説】

1章　生化学と栄養学の基礎知識

1　代謝とは

■ **要点整理** (p.8〜p.9)

1. 体温
2. （1）消化
   （2）吸収
3. （1）ATP
   （2）代謝
4. （1）異化
   （2）アセチルCoA
5. 同化
6. 代謝回転
7. エネルギー

■ **トレーニング** (p.9)

1. （×）酵素は，代謝の過程で起こる多種類の化学反応を交通整理している．
2. （○）生命活動にエネルギーは欠かせない．糖質・脂質・タンパク質は三大栄養素と呼ばれ，ヒトのエネルギー源となる．
3. （○）アデノシン三リン酸を使ってエネルギーのやり取りが行われる．
4. （×）同化ではなく，異化について述べた文である．
5. （×）異化ではなく，同化について述べた文である．
6. （×）ATPは，アデノシン三リン酸（adenosine triphosphate）の略称である．
7. （×）自分で意識するしないにかかわらず，すべての生命活動にはエネルギーが必要である．

2　栄養とは

■ **要点整理** (p.10)

1. （1）タンパク質
   （2）脂質　（順不同）
2. ビタミン
3. 食物繊維
4. アミノ酸
5. 糖質
6. ミネラル

表●主な栄養素

三大栄養素	五大栄養素
糖質	三大栄養素に加え
脂質	ミネラル
タンパク質	ビタミン

2章　生体の構成成分と栄養素

1　細胞

■ 要点整理 (p.18)

1. 細胞
2. 能動
3. 受動
4. （1）エンドサイトーシス
   （2）エキソサイトーシス
5. 細胞小器官
6. 2
7. ATP

2　糖　質

■ 要点整理 (p.19)

1. 炭水化物
2. 単糖
3. 多糖
4. 小腸
5. グルコース
6. 血糖
7. 中性脂肪

3　脂　質

■ 要点整理 (p.21)

1. 炭素
2. 単純脂質
3. 複合脂質
4. 誘導脂質
5. 動物油脂
6. 植物油
7. 魚油

■ トレーニング (p.22)

1. （×）水には溶けにくい性質がある.
2. （○）また，皮下脂肪などとして体内貯蔵され，保温・衝撃緩和作用に役立つ.
3. （×）食品中の脂肪酸の多くは，細胞膜ではなく，中性脂肪の構成成分として摂取

される.

4. （×）飽和脂肪酸は動物油脂に多く，不飽和脂肪酸は植物油や魚油に多く含まれる.
5. （×）必須脂肪酸の不足は，成長障害や皮膚疾患を起こす.
6. （○）また，不飽和脂肪酸は炭素の結合部分に二重結合のある脂肪酸である.
7. （○）プロスタグランジン（PG），トロンボキサン（TX），ロイコトリエン（LT）などがある.

■ 実力アップ (p.23)

〔1〕4

魚油は多価不飽和脂肪酸であり，血中中性脂肪の低下，不整脈の発生防止，血管内皮細胞の機能改善，血栓生成防止作用など，生活習慣病予防の効果がある.

〔2〕4

リノール酸はn-6系脂肪酸であり，必須脂肪酸の一つである. リノール酸からアラキドン酸を合成することができる.

4　アミノ酸

■ 要点整理 (p.25)

1. a
2. カルボキシ
3. 不斉
4. （1）アミノ
   （2）両性
5. 20
6. 必須アミノ酸
7. ペプチド

■ トレーニング (p.26)

1. （○）アミノ酸は，アミノ基とカルボキシ基の両方をもつ.
2. （○）アミノ酸は，側鎖（R）によって，①

中性アミノ酸，②酸性アミノ酸，③塩基性アミノ酸に分類される．

3. （×）トリプトファン，リシン，メチオニン，フェニルアラニン，トレオニン，バリン，ロイシン，イソロイシン，ヒスチジンの9種．アルギニンは準必須アミノ酸である．

4. （×）アミノ酸は酸性・塩基性の両方の性質を合わせもつ両性電解質である．

5. （○）同様に，システィンとチロシンも準必須アミノ酸として扱われる場合がある．

6. （○）アミノ酸同士が結合したものをペプチドといい，結合するアミノ酸が11個以上のものをポリペプチドという．タンパク質は，アミノ酸が多数結合してできている．

7. （○）分岐鎖アミノ酸は，主に筋肉で分解される．

■実力アップ (p.26)

〔1〕3

看護師国家試験（第104回）午後第27問の類似問題．アミノ酸は，タンパク質を構成している基本物質である．唾液によっては分解されない．タンパク質が消化酵素により分解され，アミノ酸として体内に吸収される．吸収されたアミノ酸は肝臓に運ばれ，タンパク質合成やエネルギー源として利用される．なお，生体を構成する成分で最も多くの重量を占めるのは水である．

5　タンパク質
■要点整理 (p.27)

1. アミノ酸
2. 窒素
3. 変性
4. 両性

5. 複合タンパク質
6. 酵素
7. 調節

■トレーニング (p.28)

1. （○）タンパク質は，約50以上のアミノ酸からなるポリペプチドである．

2. （○）タンパク質は，水の次に生体に最も多く存在する．

3. （×）結合水が減少すると，溶解度は低くなる．

4. （×）凍結によっても高次構造は破壊されるため，変性する．

6　核　酸
■要点整理 (p.29)

1. （1）DNA
   （2）RNA
2. リン酸
3. ヌクレオチド
4. 遺伝
5. リボソーム
6. デオキシリボース
7. リボース

7　ミネラル
■要点整理 (p.31)

1. 電解質
2. 水分
3. 恒常性
4. カルシウム
5. 鉄
6. フッ素
7. ヨウ素

■トレーニング (p.32)

1. （×）主要元素は，炭素・水素・酸素・窒素の四つである．

2. （○）水分の変動調節や酸塩基平衡の維持，筋肉や神経の正常活動などに関わる．

3. （○）多くの酵素の活性化，筋肉収縮，神経情報伝達，タンパク質・核酸合成，体温・血圧調節などの作用にも関係する．

4. （○）不足すると成長障害，味覚障害，性機能不全，免疫不全，創傷の治癒遷延，下痢などを引き起こす．

5. （×）カリウムではなく，カルシウムの生理作用を述べた文である．

6. （○）リンの過剰は，カルシウムの吸収阻害を起こす．

7. （×）カルシウムとマグネシウム，カルシウムとリン，カリウムとナトリウム，亜鉛と銅のように，一方のミネラルが多すぎると，もう一方のミネラルの吸収やはたらきが阻害されることがある．

8　電解質と水

■要点整理 (p.33)

1. 細胞内液
2. 代謝水
3. （1）栄養素
   （2）老廃物
4. 一定
5. 1
6. （1）10
   （2）20
7. 減少

9　体液・血液・尿

■要点整理 (p.34〜p.35)

1. （1）3分の2
   （2）3分の1
2. （1）60
   （2）55
3. 水蒸気

4. （1）運搬
   （2）電解質平衡
   （3）排尿
5. （1）血液粘度
   （2）心拍出量
6. 20
7. （1）赤血球
   （2）酸素
   （3）二酸化炭素
8. （1）総ビリルビン濃度
   （2）黄疸
9. （1）尿素回路
   （2）尿素
10. （1）溶血性貧血
    （2）胆管閉塞

■トレーニング (p.36)

1. （×）体内で，摂取した栄養素が代謝されるときに生じる水分を，代謝水という．

2. （×）1日総量は，おおよそ200〜300mLである．

3. （×）体内で生成された老廃物を排泄するために必要な最少尿量を，不可避尿という．

4. （×）不可避尿は1日に約400〜500mL．正常な成人の1日の平均尿量は，これ以上の量となる．ただし，1日当たり3,000mL以上になると，多尿であり，正常な範囲とはいえない．

表●尿量の異常

100mL以下	無尿
400mL以下	乏尿
3,000mL以上	多尿

5. （○）
6. （○）

3章　栄養素とその代謝

1　酵素

■ 要点整理 (p.37〜p.38)

1. 触媒
2. (1) タンパク質
   (2) 補酵素
3. (1) 基質
   (2) 基質特異性
4. 反応特異性
5. 同じ
6. (1) pH
   (2) ペプシン
7. 35〜40

2　ビタミンと補酵素

■ 要点整理 (p.40)

1. (1) アポ
   (2) ホロ
2. 水溶性
3. 脂溶性
4. (1) できない
   (2) 食物
5. ビタミンA
6. 抗酸化
7. 緑黄色野菜

■ トレーニング (p.41)

1. (×) 脂溶性ビタミンであるため，排泄されにくく過剰症を生じやすい．
2. (×) 水溶性ビタミンであるため，蓄積されにくく欠乏症になりやすい．
3. (○) β-カロテンは生体内でビタミンAに変換される．
4. (○) ビタミンKは腸内細菌により合成される．
5. (○) 水溶性なので煮汁ごと食べるとよい．ビタミンB_1が欠乏すると，脚気やウェルニッケ脳症を引き起こす．

6. (×) 発酵食品以外の植物製品にはほとんど含まれておらず，牛・鶏レバーや青魚に多い．
7. (○) かわはぎ，さけ，ます，かれい，さんま，干ししいたけなどに多く含まれる．ビタミンDが欠乏すると，乳幼児や小児ではくる病，成人では骨軟化症を引き起こす．
8. (○) ビタミンB_1は糖質代謝，ビタミンB_2やナイアシンはエネルギー代謝，ビタミンB_6はアミノ酸代謝，ビタミンB_{12}は核酸代謝に関与している．

3　糖質の代謝

■ 要点整理 (p.43)

1. 解糖
2. (1) 嫌気
   (2) 好気
3. ミトコンドリア
4. グリコーゲン
5. 血糖値
6. リボース
7. (1) 肝臓　(2) 腎臓

■ トレーニング (p.44)

1. (○) 好気的解糖では，グルコース1分子から30分子以上のATPが生じる．
2. (○) 嫌気的解糖では，グルコース1分子から正味2分子のATPが生じる．
3. (×) 嫌気的解糖では，好気的解糖よりも生じるATPは少ない．
4. (×) 蓄積するのは乳酸である．乳酸は，肝臓で行われる糖新生の原料となる．
5. (○) 蓄えられたグリコーゲンは，肝臓では血糖値を維持するために，筋肉では筋収縮のためのエネルギー源として利用される．グリコーゲンの合成・貯蔵は，インスリンによって促進される．

6.（×）肝臓のグリコーゲンについての記述である．肝臓でのグリコーゲンの分解は，グルカゴン・アドレナリンによって促進される．

7.（○）筋肉のグリコーゲンは，血糖値の維持には関与しない．筋肉でのグリコーゲンの分解は，アドレナリンによって促進される．

8.（○）飢餓時，筋タンパク質の分解で生じたアミノ酸（主にアラニン）は，糖新生の原料となる．

9.（×）インスリンは，血糖値を低下させるホルモンである．

10.（×）解糖系は細胞質基質で，クエン酸回路と電子伝達系はミトコンドリアで行われる．したがって，グルコース1分子から生じるATPの大部分は，ミトコンドリアで合成されることになる．ミトコンドリアは，エネルギーの産生を担う小器官といわれる．

11.（○）グルコースは水溶性分子なので，細胞膜を自力で通過することはできない．細胞膜に存在するグルコース輸送体により，細胞内に取り込まれる．筋肉や脂肪細胞に存在する輸送体は，インスリン依存的に細胞膜上に移行し，食後上昇した血糖を細胞内に取り込み，元の血糖値に戻すためにはたらく．したがって，この取り込み能が低下すると，高血糖となる．

■ 実力アップ (p.46)

〔1〕2

糖尿病とはインスリンの分泌低下，あるいはインスリンレセプターの感度低下によって起こる糖の代謝障害を指す．細胞内へのブドウ糖（グルコース）の取り込みや，細胞内でのブドウ糖の利用が障害されるため，

末梢組織ではブドウ糖の利用は抑制される．そのため血糖値は高いが，細胞内は「ブドウ糖飢餓」状態となり，脂肪組織での脂肪分解が亢進し，各組織での脂肪酸の利用が促進される．

4　脂質の代謝

■ 要点整理 (p.47〜p.48)

1.（1）エネルギー源
　（2）小さい
2.トリアシルグリセロール
3.（1）溶けない
　（2）グリセロール
　（3）脂肪酸　（2と3は順不同）
4.カイロミクロン
5.ホルモン感受性リパーゼ
6.β酸化
7.クエン酸
8.ケトン体
9.インスリン

■ トレーニング (p.49〜p.50)

1.（×）甲状腺ホルモンは，アミノ酸のチロシンから合成される．胆汁酸はコレステロールから，プロスタグランジンは脂肪酸から合成される．

2.（○）グリセロールと脂肪酸に分解される．

3.（×）多くは-CH_2-が連なる炭素数の多い長鎖脂肪酸である．

4.（○）このため，ホルモン感受性リパーゼと呼ばれる．

5.（○）パルミチン酸は，グルコース（炭素数6個の糖）よりも炭素数が多いため，多くのATPを生成できる．

6.（○）このような状態を，ケトーシスという．ケトーシスではしばしば血中のpHが酸性に傾くアシドーシスとなる（ケトアシドーシス）．

7.（×）肝臓でアセチルCoAを材料として合成されている.

8.（○）空腹時，ホルモン感受性リパーゼがはたらき，中性脂肪由来の脂肪酸が血中に放出されるため，血中の遊離脂肪酸の濃度が上昇する．脂肪酸は各組織に取り込まれ，エネルギー源として使われる.

9.（×）HDLについての記述である.

10.（○）肝臓で合成された脂肪は，リポタンパク質のVLDLにより脂肪組織に運ばれ，貯蔵される．肝臓での脂肪合成が過剰になり脂肪の輸送が滞ると，脂肪肝となる．一方小腸では，消化吸収後の脂肪の再合成が行われている.

11.（×）胆汁酸は，コレステロールから合成される．コレステロールと同じステロイド骨格をもつ分子である．1日30gほど分泌されているが，90％以上は回腸で吸収されて再利用されている.

12.（×）ケトン体は，アセト酢酸や3-ヒドロキシ酪酸の総称である．酸性なので，血液中に過剰に放出された場合には，血液のpHが酸性に傾くアシドーシスとなる.

5　アミノ酸の代謝

■**要点整理**（p.53〜p.54）

1. 窒素
2. （1）アミノ
   （2）アミノトランスフェラーゼ
3. （1）アンモニア
   （2）尿素
4. α-ケト酸
5. 筋肉
6. リソソーム
7. （1）糖原性
   （2）グルコース
8. ケト原性
9. （1）脾臓
   （2）ビリルビン

6　タンパク質と核酸の代謝

■**要点整理**（p.55〜p.56）

1. ペプチド
2. リボソーム
3. チミン
4. ウラシル
5. 塩基
6. アンモニア
7. （1）尿酸
   （2）高尿酸
8. （1）酵素
   （2）痛風

4章　エネルギー代謝

1　エネルギー代謝に関わる器官と臓器

■要点整理 (p.57〜p.58)

1. （1）インスリン
   （2）グリコーゲン
2. トリアシルグリセロール
3. 解糖
4. 肝臓
5. （1）グルカゴン
   （2）アドレナリン　（順不同）
6. ケトン体
7. 糖質コルチコイド

■トレーニング (p.59〜p.60)

1. （×）グリコーゲンは，肝臓や筋肉に蓄えられる．
2. （×）グリコーゲンの貯蔵には限りがあるので，過剰なグルコースは中性脂肪に変えられる．
3. （×）筋肉では，脂質の合成は不活発である．トリアシルグリセロールは肝臓や脂肪組織で合成され，コレステロールは主に肝臓で合成される．
4. （×）肝臓で合成された脂質は，リポタンパク質の形で肝臓から血中に放出される．
5. （×）脳以外の組織についての記述である．脳では，脂肪組織由来の脂肪酸は利用されず，絶食時には主にケトン体をエネルギー源として利用する．
6. （○）分解物のアミノ酸は，主に肝臓の糖新生の材料となる．また，脂肪組織の貯蔵脂肪の分解も盛んになる．
7. （○）筋肉には，グルコース6-ホスファターゼがないため，グルコースは生成されない．筋肉のグリコーゲンは，筋収縮のために使われる．
8. （○）糖新生は肝臓と腎臓で行われる．絶食が続くと，腎臓での糖新生が亢進する．

■実力アップ (p.60)

〔1〕　1

インスリンは，血中のグルコースを細胞内に取り込ませ，脂肪やグリコーゲンの合成を促進するホルモンであり，その逆のはたらきをするグルカゴンと共同して代謝を調節している．

〔2〕　4

インスリン作用が低下すると，グルコースを利用できず，代わりに脂肪が分解され，その分解物の脂肪酸は肝臓でケトン体となる．糖尿病末期ではケトン体の合成が促進し，ケトアシドーシスとなって意識障害や不整脈などの症状が現れることがある．また，インスリンはグルコースからのグリコーゲン合成を促進する．よって作用が低下すれば滞る．さらに，インスリンは肝臓での脂肪合成や筋肉でのタンパク合成も促進する．よって作用の低下はこれらを抑制する．

2　食品のエネルギー

■要点整理 (p.61〜p.62)

【1】

1. ボンブカロリーメータ
2. 少なく
3. （1）ルブナーの指数
   （2）アトウォーターの換算係数
4. 脂質

【2】

（1）炭水化物
（2）タンパク質
（3）脂質

3　エネルギーの代謝・消費とその測定

■要点整理 (p.63〜p.64)

【1】

1. 最小限
2. 基礎代謝基準値
3. （1）身体活動時エネルギー消費量
   （2）安静時代謝量
4. 基礎代謝量
5. ADP（アデノシン二リン酸）
6. 座位安静時
7. 体重
8. （1）1.40
   （2）2.20
9. 身体活動レベル
10. 約2,000
    「基礎代謝量×身体活動レベルⅡ」から1日の消費エネルギーを求めることができる.
    1,150（kcal）×1.75＝2012.5（kcal）≒2,000（kcal）
    したがって，「約2,000」である.

【2】

   （1）男性
   （2）女性
   （3）減少
   （4）筋肉質
   （5）肥満型
   （6）高い
   （7）増加
   （8）最低
   （9）最高

5章　遺伝情報
1　遺伝情報とは

■要点整理 (p.65〜p.66)

1. DNA
2. ヌクレオチド
3. クロマチン
4. 染色体
5. ゲノム

■トレーニング (p.66)

1.（○）DNAは，2本のDNA鎖が平行に並び，塩基部分で対になるように弱く結合し，全体がらせん状にねじれた構造をしている.
2.（○）DNAの遺伝情報のうち，タンパク質をコードする遺伝子はわずかで，残りの部分はタンパク質をコードしないncRNAや，まだ役割がわからない部分である.
3.（○）細胞分裂期以外は，クロマチン構造をとっているが，分裂期にはさらに凝縮して染色体と呼ばれる構造をつくる.
4.（×）ヒトは，23対，46本の染色体をもっている. 22対，44本は常染色体，1対，2本は性染色体である. 生殖細胞は，この半分の23本をもつ.

2　複　製

■要点整理 (p.67)

1. 複製
2. デオキシヌクレオチド
3. 半保存的複製

■トレーニング (p.67)

1.（○）一つの受精卵から一つの個体が生じる. 一つの個体に含まれるすべての体細胞は，受精卵と全く同じDNAをもっている.

2.（×）複製では，まず，相補的な二本鎖DNAがほどけて，それぞれ鋳型のDNA鎖となる．それぞれの鋳型DNA鎖と同じ塩基配列ではなく，相補的な塩基配列をもったDNA鎖が新しく合成される．その結果，親DNAとまったく同じ塩基配列をもった二つの（娘）DNAができる．

3.（×）半保存的複製という．

4.（×）ウラシルはRNAの塩基であり，DNAではチミンとなる．DNAの4種類の塩基配列によって，遺伝情報を伝えている．

3　転写

■要点整理（p.69）

1.（1）RNA
　　（2）転写

2.ウラシル（下表を参照）

3.mRNA

4.イントロン

■トレーニング（p.69〜p.70）

1.（○）RNAポリメラーゼは二本鎖DNAの一方を鋳型とし，これに相補的な四種類のリボヌクレオチド（塩基と五炭糖リン酸）をつないでRNAを合成していく．

2.（○）DNAもRNAも4種類の塩基を含み，全ての塩基には相補的な塩基が存在する．DNAのアデニンは，DNAのチミンやRNAのウラシルと相補的な関係にある．

表●DNAとRNAの塩基の相補的な対応

DNAの塩基	対応するDNAの塩基	対応するRNAの塩基
アデニン（A）	チミン（T）	ウラシル（U）
チミン（T）	アデニン（A）	アデニン（A）
シトシン（C）	グアニン（G）	グアニン（G）
グアニン（G）	シトシン（C）	シトシン（C）

3.（×）mRNA前駆体には，エキソン（タンパク質のアミノ酸配列を指示する部分）とイントロン（タンパク質のアミノ情報に関与しない部分）がある．イントロンを取り除き，エキソンのみを連結する過程をスプライシングという．

4.（×）mRNA（メッセンジャー・伝令RNA）という．

5.（○）複製や転写は主に核内で，一部ミトコンドリアで行われる（ミトコンドリアにも少量のDNAがあるため）．

6.（○）遺伝子の発現とは，DNAの遺伝情報に基づいてタンパク質が合成されることをいう．DNAには遺伝子の発現に影響を及ぼす部分が多数存在し，ホルモンなどの指示に応じて，どの細胞で，どの遺伝子を，いつ，どれほどの量を発現させるかを決定している．全ての遺伝子が，全ての細胞で常に発現しているわけではない．さらに，世代を超えて受け継がれるようなエピジェネティック制御（DNAの修飾による転写のon/offの調節）も存在している．

4　翻訳

■要点整理（p.72）

1.翻訳

2.DNA

3.（1）3
　　（2）アミノ酸

4.コドン

5.（1）ペプチド
　　（2）リボソーム

6.（1）tRNA
　　（2）アンチコドン

7.rRNA

1. （×）コドンは，$4^3 = 64$ 種類ある．
2. （○）タンパク質を構成するアミノ酸は20種類あるが，すべてコドンにより規定されている．例えば，AUGはメチオニンを規定する．
3. （×）コドンはタンパク質の種類ではなく，アミノ酸の種類を規定している．しかし，アミノ酸を規定せず，タンパク質合成の終了のみを示すコドンが3種類存在する．
4. （○）tRNAがmRNAのコドン情報を読み取り，情報通りにアミノ酸を一つずつリボソームに運搬する．
5. （○）リボソームでは，tRNAによって運ばれてくるアミノ酸が，次々と連結され，タンパク質が合成される．
6. （○）例えば，短いマイクロRNA（miRNA）は，一部のmRNAと相補的に結合する．1本鎖mRNAの一部が2本鎖となることにより，翻訳の抑制やmRNAの分解が起こることが，近年，明らかになってきた．

5　遺伝子の変化（変異）

■ 要点整理 (p.74)

1. 遺伝病
2. アミノ酸
3. （1）腫瘍
   （2）がん　（順不同）
4. 先天性代謝異常

■ トレーニング (p.75)

1. （○）ナンセンス変異ではタンパク質が短くなり，正常な機能が失われることが多い．ミスセンス変異では，アミノ酸の置換が起こる．塩基の欠失や挿入がある場合は，コドンの読み取りの位置がずれてしまうため，アミノ酸の配列が大きく変わる可能性が高い．
2. （×）DNAの塩基配列の変異の一つであるサイレント変異は，非表現突然変異ともいい，DNAの塩基配列の一部に置換を起こすが，そのDNAが指定するアミノ酸の配列には変化を生じさせない．
3. （○）精子や卵で起こると，子孫に伝わる．
4. （○）喫煙により，口腔がんや肺がんの発症のリスクが上昇する．

6章　栄養ケアとマネジメント

1　食事摂取基準など食品の分類・基準

■要点整理 (p.76〜p.77)

1. 5
2. 必要量
3. （1）推定平均必要量
   （2）推奨量
   （3）目安量
   （4）目標量
4. BMI
5. フレイル
6. 日本食品標準成分表
7. 七訂増補日本食品標準成分表

■トレーニング (p.77)

1. （×）給食管理など集団の食事管理だけでなく，食事摂取基準は個人の食事管理にも使われる.
2. （×）可食部100g当たりで示している.
3. （×）病者用食品，妊産婦・授乳婦用粉乳，乳児用調製粉乳，嚥下困難者用食品，特定保健用食品などを特別用途食品という.
4. （○）
5. （×）18.5〜24.9である.
6. （×）1〜49歳は13〜20％，50〜64歳は14〜20％，65〜74歳，および75歳以上は15〜20％である.
7. （○）
8. （×）20〜30％である.

■実力アップ (p.78)

〔1〕　1

「日本人の食事摂取基準2020年版」では，ナトリウムの目標量が2015年版からさらに男女とも低めに変更された．18歳以上の男性は8.0g/日未満から7.5g/日未満，18歳以上の女性は7.0g/日未満から6.5g/日未満と

なった.

なお，食物繊維の目標量は，18〜64歳の男性は21g/日以上，18〜64歳の女性は18g/日以上となっている．カリウムの目標量は，18歳以上の男性は3,000mg/日以上，18歳以上の女性は2,600mg/日以上．カルシウムの推奨量は，男性で18〜29歳は800mg/日，30〜74歳は750mg/日，女性で18〜74歳は650mg/日である.

2　栄養アセスメント

■要点整理 (p.79〜p.80)

【1】
1. （1）主観的包括的
   （2）客観的
2. （1）体重
   （2）食事摂取　（順不同）
3. （1）身体計測
   （2）免疫能　（順不同）

【2】
1. 10
2. 生活習慣病
3. 22
4. （1）皮下脂肪厚
   （2）上腕三頭筋

【3】
1. 肝臓
2. （1）グロブリン
   （2）アルブミン
3. タンパク質
4. 増加

■トレーニング (p.80〜p.81)

【1】
1. （×）BMI（体格指数）＝体重（kg）÷身長（m）^{2}
2. （○）

3.（○）

4.（×）正しい式は，窒素バランス（g/日）＝［摂取タンパク質（g/日）/6.25］－［尿中総窒素量（g/日）＋便中総窒素量（g/日）］．尿中尿素窒素量でなく，尿中総窒素量である．

5.（×）正しい式は，窒素バランス（g/日）＝［アミノ酸投与量（g）/6.25］－［尿中尿素窒素量（g/日）×5/4］．4/5でなく，5/4である．

6.（○）

【2】

1.（○）

2.（×）陰膳法の説明である．

3.（×）24時間思い出し法の説明である．

【3】

1.（×）肥満度の判定は普通である．

2.（○）理想体重とは，その人にとって，肥満でもやせでもなく身体が最も良い状態で機能的に活動しやすい，有病率が最も低く健康的に生活できる体重のことである．

3.（○）

4.（×）中等度栄養障害と診断される．

5.（×）血清総タンパク（TP）は，脱水，肝硬変，骨髄腫などで高値となり，栄養障害，肝疾患，漏出（出血，ネフローゼ症候群，タンパク漏出性胃腸症）などで低値となる．

■**実力アップ**（p.82）

〔1〕3

看護師国家試験（第103回）午前第14問の類似問題．1日のエネルギー摂取量は，標準体重をもとにして計算される．血圧はバイタルサインの一つで，循環器系（心臓と血管）に問題がないかどうかから，身体の健康状態をみる．腹囲は，メタボリックシンドロームの診断基準の一つである．体表面積は，身体の表面の総面積のことである．薬物投与量の計算などに用いられる．

3　食文化

■**要点整理**（p.83〜p.84）

1.（1）小麦
　（2）米　（順不同）

2.家畜

3.肉

4.油脂類

5.食塩

6.（1）O157
　（2）熱

7.（1）BSE
　（2）小さい

■**トレーニング**（p.84〜p.85）

1.（×）箸は古代中国を起源とする．

2.（×）汁，主菜，副菜，副副菜だけを食べるのでなく，米などの穀類を主食として食べる．

3.（×）弥生時代には稲作が中心になるが，縄文時代には狩猟や漁労，雑穀やいも栽培や採取が中心に行われていた．

4.（×）欧米の食文化流入は明治時代である．

5.（○）「日本人の食事摂取基準2020年版」の目標量からみれば，まだ摂りすぎの傾向にある．高血圧予防の点から，摂取量のさらなる減少が望まれる．

6.（○）バランスの良い食事が望まれる．

7.（○）O157，BSEなどもあり，食の安全性に関する関心が高まってきている．

4　運動と栄養

■要点整理 (p.86〜p.88)

【1】

1. アデノシン三リン酸
2. エネルギー
3. 収縮
4. グルコース
5. 有酸素性
6. （1）タンパク質
   （2）炭水化物　（順不同）
7. 補酵素

【2】

1. 瞬発的
2. 持続的
3. 口渇感
4. （1）ナトリウム
   （2）カリウム　（順不同）
5. 激しい

【3】

1. 炭水化物
2. （1）タンパク質
   （2）脂質　（順不同）
3. コラーゲン

■トレーニング (p.88〜p.89)

【1】

1. （○）
2. （×）クレアチンリン酸を分解してできたエネルギーとADPからATPをつくるのは，ATP-CP系である．
3. （×）解糖系に引き続いて進む過程はTCA回路，電子伝達系である．

【2】

1. （○）
2. （○）

3. （×）カルシウムの血清中の濃度が低下した場合の説明である．
4. （×）鉄が，ヘモグロビンやミオグロビン，エネルギー産生に関わる．
5. （×）タンパク質の摂取が必要である．
6. （○）ビタミンC，ビタミンE，β-カロテンなど，抗酸化作用のあるビタミンの摂取が望ましい．
7. （○）肝臓や腎臓への負担を増加させる恐れがある．

■実力アップ (p.89)

〔1〕　1

　栄養素の摂取量＝原材料重量×日本食品標準成分表の成分値÷100が正しい式である．

〔2〕　3

　「日本人の食事摂取基準2020年版」によると，成人で脂質が総エネルギーに占める割合（脂肪エネルギー比率）は，1日のエネルギー所要量の20〜30％未満とされている．この場合，1日当たりの適切な脂肪からの摂取エネルギー量は2,300×（20/100〜30/100）＝460〜690kcalとなる．脂肪1g当たりのエネルギー量は約9kcalであり，（460〜690）÷9≒51.1〜76.7gの範囲が適切である．

5　ライフステージにおける健康生活と栄養

■要点整理 (p.90〜p.91)

【1】

1. （1）舌
   （2）歯ぐき
2. 異なる
3. 胎児
4. 栄養素
5. （1）鉄
   （2）月経
6. 低栄養・栄養欠乏

7. ビタミンD
8. 尿

【2】
    (1) 12.6g/L
    (2) 550
    (3) 500
    (4) 450
    (5) 2,400
    (6) 1,850
    (7) 2,100
    (8) 1,650

6　疾患を治療するための食事
■**要点整理**（p.93）
1. 厚生労働省
2. 疾患別
3. 成分別
4. エネルギーコントロール
5. 腎
6. 脂質コントロール
7. しやすい

■**トレーニング**（p.94）
1.（○）さまざまな食種の栄養基準をまとめた帳票を約束食事箋という.
2.（×）病名よりも病態に沿っている.
3.（×）高エネルギー食としてではなく，制限的に用いる場合をあげている.
4.（×）低タンパク質で高エネルギーな食事である.
5.（○）脂質を制限しながら適切なエネルギー量を摂取するため.
6.（○）
7.（○）カリウムは野菜，海藻，きのこ，いも，豆腐などに多く含まれる.

7　検査のための食事
■**要点整理**（p.95〜p.96）
1. 低残渣食
2. 腹部血管造影
3. （1）吸物（具なし）
   （2）少なくする
4. （1）ヨード
   （2）海藻
5. （1）水分
   （2）上昇
6. ヘモグロビン
7. （1）鉄
   （2）ビタミンC
8. （1）化学
   （2）免疫学　（順不同）

8　治療による回復を促進するための食事
■**要点整理**（p.97）
1. PNI
2. （1）中心静脈
   （2）末梢静脈
3. 術前
4. 亢進
5. （1）投与中
   （2）休薬期間中
6. 脳
7. 経口